见微知著形态学
火眼金睛真功夫

临床体液
检验图谱与案例

主　审　周道银　吴永平
主　编　顾　兵　郑立恒　孙　懿
副主编　朱立强　许绍强　范　博

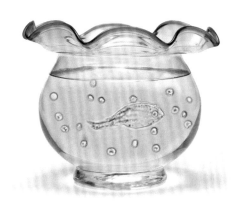

人民卫生出版社

图书在版编目（CIP）数据

临床体液检验图谱与案例 / 顾兵，郑立恒，孙懿主编 . —北京：人民卫生出版社，2016

ISBN 978-7-117-22684-4

Ⅰ. ①临…　Ⅱ. ①顾…②郑…③孙…　Ⅲ. ①体液－医学检验　Ⅳ. ①R446.1

中国版本图书馆 CIP 数据核字（2016）第 105618 号

| 人卫智网 | www.ipmph.com | 医学教育、学术、考试、健康，购书智慧智能综合服务平台 |
| 人卫官网 | www.pmph.com | 人卫官方资讯发布平台 |

临床体液检验图谱与案例

主　　编：顾　兵　郑立恒　孙　懿

出版发行：人民卫生出版社（中继线 010-59780011）

地　　址：北京市朝阳区潘家园南里 19 号

邮　　编：100021

E - mail：pmph @ pmph.com

购书热线：010-59787592　010-59787584　010-65264830

印　　刷：北京顶佳世纪印刷有限公司

经　　销：新华书店

开　　本：787×1092　1/16　印张：9.5

字　　数：231 千字

版　　次：2016 年 8 月第 1 版　2022 年 4 月第 1 版第 5 次印刷

标准书号：ISBN 978-7-117-22684-4/R·22685

定　　价：72.00 元

打击盗版举报电话：010-59787491　E-mail：WQ @ pmph.com

（凡属印装质量问题请与本社市场营销中心联系退换）

编　委 （以姓氏笔画为序）

丁　敏　常州市第一人民医院

丁红梅　南京医科大学第一附属医院

丁海霞　南京医科大学第一附属医院

马　元　南京医科大学第一附属医院

王　峰　宁波市医疗中心李惠利医院东部医院

王　敬　重庆三峡中心医院

王　楠　大连医科大学附属第一医院

王沁雪　南京医科大学第一附属医院

王瑜敏　温州医科大学附属第一医院

王福斌　宁波市第六医院

毛志刚　四川大学华西医院

方先勇　徐州医科大学附属医院

冯　涛　虎林市红十字医院

戎　荣　南京医科大学第一附属医院

朱　俊　上海长海医院

朱　雯　南京医科大学第一附属医院

朱玉秋　徐州医科大学附属医院

朱立强　徐州医科大学附属医院

朱荣荣　上海长海医院

刘　洁　新疆维吾尔自治区职业病医院

刘　鼎　中南大学湘雅三医院

刘亚南　南京医科大学第一附属医院

刘光辉　同济大学附属同济医院

刘宜昕　徐州医科大学

江　涛　徐州医科大学附属医院

许绍强　广东三九脑科医院

孙　懿　上海长海医院

严孝岭　南京总医院

李文娟　南京医科大学第一附属医院

李世宝　徐州医科大学附属医院

李朋朋　徐州医科大学

杨　璐　南京医科大学第一附属医院

杨静文　上海长海医院

吴云娟　南京医科大学第一附属医院

况卫丰　江西省胸科医院

张永根　徐州医科大学附属医院

张丽霞　南京医科大学第一附属医院

张振豪　徐州医科大学

陈　莹　徐州医科大学

陈　晨　中山大学附属第三医院

陈颖聪　宁波市医疗中心李惠利医院

范　博　辽宁医学院附属第一医院

郑　杰　上海长海医院

郑立恒　首都医科大学附属北京胸科医院

赵　欣　南京医科大学第一附属医院

胡红丽　上海长海医院

查王健　南京医科大学第一附属医院

柳晓金　石家庄市第五医院

秦桂香　长春市传染病医院

顾　兵　徐州医科大学附属医院/徐州医科大学

徐　婷　南京医科大学第一附属医院

高　丽　南京医科大学第一附属医院

郭　杰　上海长海医院

唐　娟　徐州医科大学

唐文潇　上海长海医院

陶海波　上海长海医院

黄　蕾　南京医科大学

葛　爱　南京医科大学第一附属医院

蒋　叶　南京医科大学第一附属医院

曾晓宁　南京医科大学第一附属医院

满艳茹　上海长海医院

3

点评专家 （以姓氏笔画为序）

马　萍　徐州医科大学附属医院　　　　　教授
王展航　广东三九脑科医院　　　　　　　主任医师
方先勇　徐州医科大学附属医院　　　　　副主任技师
刘　峥　首都医科大学宣武医院　　　　　副主任医师
吴云峰　遵义医院　　　　　　　　　　　主治医师
张齐龙　江西省胸科医院　　　　　　　　主任医师
张丽霞　南京医科大学第一附属医院　　　副主任技师
张劲松　南京医科大学第一附属医院　　　主任医师
陈文明　广东三九脑科医院　　　　　　　主任医师
范　磊　南京医科大学第一附属医院　　　主任医师
钱思轩　南京医科大学第一附属医院　　　主任医师
徐炜烽　宁波市医疗中心李惠利医院　　　主任技师
黄　茂　南京医科大学第一附属医院　　　主任医师
黄旭东　揭阳市人民医院　　　　　　　　副主任技师
韩利军　长春市传染病医院　　　　　　　主任医师
蔡林波　广东三九脑科医院　　　　　　　主任医师

主审专家介绍

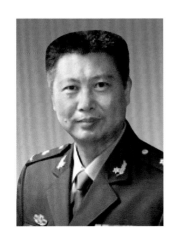

　　周道银，男，主任技师。《中华医学检验杂志》编委会成员和中华医学会检验分会形态学检验诊断高级培训班专家。从事临床检验诊断学工作三十余年。专业特长为体液、血液及骨髓细胞形态学检验诊断，尤其在浆膜腔积液细胞形态学诊断方面独具特色。具有扎实的基础理论知识和丰富的临床实践经验，多年来通过对胸液、腹液、心包液、尿液、脑脊液、肺泡灌洗液、痰液及其他体液常规检验技术的积累与改进，形成了体液常规检验细胞形态学诊断技术体系。建立的瑞吉染色细胞形态学诊断分级判断及细胞化学染色技术，为良性疾病(细菌、真菌、寄生虫感染)与恶性疾病(实体瘤、淋巴瘤、白血病)的鉴别与诊断提供了有效的依据。曾获上海市医疗成果三等奖、军队医疗成果三等奖、军队科技进步成果三等奖等。撰写发表论文60余篇。主编出版了《胸腹心胞腔积液细胞诊断学图谱》，此书为该专业第一部彩色图谱。制作完成了原卫生部中标课题《浆膜腔积液检验》视听教材。副主编《疑难病细胞学诊断》，并参编多本专业领域图书。

主审专家介绍

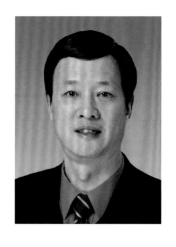

吴永平,男,1957年10月出生。徐州医科大学党委书记,病理学二级教授,博士生导师,江苏省有突出贡献中青年专家,江苏省人大代表。

1982年毕业丁徐州医学院医疗系,分配至徐州医学院病理学教研室工作。1983年在武汉医学院病理高级师资班学习,1987年晋升讲师,1990年至1993年在同济医科大学病理学攻读硕士研究生,1995年晋升为副教授,2002年晋升为教授。先后担任中华医学会江苏省病理学专业委员会副主任委员,中国医师协会病理医师分会全国委员,中国医学救援协会副会长,全国高等医学教育学会理事,全国高等临床医学教育研究会副理事长,江苏省侨界专家委员会副主任委员。在管理、教学、科研一线工作,具有丰富的教学、科研及管理经验。在管理中积极推行高等医学院校临床医学教师胜任力模型研究与应用。在教学中积累了大量教学经验,主编出版《病理学》、《病理学实验指导》,参编专著3部;承担教育部课题1项,江苏省高教学会"十一五"规划课题1项,获江苏省教育厅教学成果二等奖1项,特等奖1项,徐州科技进步一等奖1项,首届淮海科技进步奖三等奖1项。主要针对教学过程中具体问题进行教学研究,其中"医科社区医学教学基地建设研究与实践"为教育部立项课题,"以科研培养本科生实践、创新能力的研究"为江苏省高教学会"十一五"规划课题,研究成果对提高高校本科学生实践、创新能力的培养工作具有指导意义;"适应新世纪卫生体制改革方向的社区医学人才培养理论研究与实践"获江苏省教学成果二等奖。"医科社区医学教学基地建设研究与实践"获徐州科技进步一等奖、首届淮海进步三等奖。在科研上,近10年承担参与国家自然科学基金、江苏省教育厅及卫生厅课题6项,获二等奖2项,主要研究方向为肿瘤相关发生发展的分子生物学研究,指导研究生10余名,发表SCI及核心期刊论文40余篇。

主编介绍

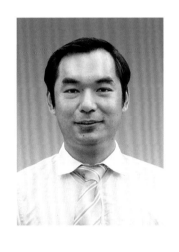

顾兵，男，医学博士，副研究员，硕士生导师，徐州医科大学医学技术学院副院长，徐州医科大学附属医院检验科副主任，美国加州大学洛杉矶分校（UCLA）访问学者，中华医学会检验分会临床微生物学组委员，中华预防医学会感染控制分会青年委员，江苏省免疫学会区域与移植免疫专业委员会副主任委员，江苏省免疫学会青年委员会副主任委员，江苏省医学会检验分会青年委员兼秘书，中华预防医学会感染控制分会"首届中国感控启明星"和"全国百佳感控之星"，国家自然科学基金一审专家，AME 学术沙龙总负责人，2015 年度江苏省科协"首席专家"。2006 年 8 月至 2015 年 3 月于南京医科大学第一附属医院检验学部工作，任学部秘书，主要从事临床微生物检验及细菌多重耐药机制研究。2015 年 4 月以学科带头人引进到徐州医科大学医学技术学院及附属医院检验科工作，负责学科建设工作。

担任 *J Antimicrob Chemother*、*Epidemiol Infect*、*PLoS One*、*J Thorac Dis*、*Chin J Cancer Res*、《第二军医大学学报》和《实用医学杂志》等学术期刊审稿专家；主持国家自然科学基金 2 项，江苏省自然科学基金等省级课题 3 项；主持中华医学会教育分会和江苏省高等教育学会等教学课题 6 项。以第一作者或通讯作者发表论文 63 篇，其中 SCI 论文 22 篇、中华级论文 12 篇。参与编写学术专著及教材 25 部，其中主编 3 部，副主编（译）8 部。获江苏省卫生厅新技术引进奖一等奖和二等奖各 1 项、中国人民解放军医疗成果奖三等奖、教育部博士研究生国家奖学金、江苏省优秀硕士论文奖和南京市自然科学优秀论文三等奖等奖项。应邀在国际学术会议上以英文进行大会发言 5 次，全国性学术会议上讲课 50 多次，同声传译 5 次。

主编介绍

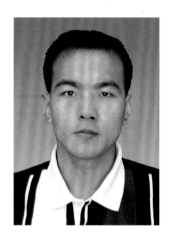

郑立恒，男，首都医科大学附属北京胸科医院北京市结核病胸部肿瘤研究所在读博士，2007年毕业于四川大学华西医学中心，获硕士学位。从事临床检验工作，一直致力于血液、骨髓、胸腹水和脑脊液形态学的研究和应用，尤其在脑脊液细胞学积累方面，以及神经内科疑难病例的鉴别诊断方面有丰富经验，曾多次在国家级和省级会议就此领域发言。主持省级课题2项，参与"艾滋病和病毒性肝炎等重大传染病防治"科技重大专项、重大传染病防治协同创新等课题，以第一作者或通讯作者发表论文20篇，其中SCI论文1篇。

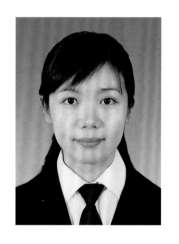

孙懿，女，医学硕士，助理研究员。2011年毕业于第二军医大学临床检验诊断学专业。现在长海医院实验诊断科主要从事体液细胞形态学检验工作，师从我国著名的体液细胞形态学专家周道银教授。在日常工作中，积极探寻血液、骨髓、胸腹水、肺泡灌洗液等常规体液标本中的形态学线索，努力为临床疾病的诊断、治疗和预后监测提供实验室证据。目前，担任长海医院实验诊断科临检组副组长，AME学术沙龙委员，中华医学会上海医学会检验分会会员，《分子诊断与治疗杂志》审稿人。2013年参加国家卫生和计划生育委员会组织的住院医师规范化培训规划教材《检验医学》的编写工作。2014年入选"长海医院优秀人才苗子培养计划"，并获得"全军优秀检验技师"表彰。2015年参编《临床检验结果解读》，同年获得军队医疗成果进步奖二等奖1项（第4作者）。目前，以项目负责人身份主持国家自然科学青年基金1项，第二负责人身份在研3项省部级以上科研任务。发表SCI论文12篇，核心期刊论文20余篇，其中以第一作者身份发表SCI论文6篇，核心期刊论文7篇。

序

细胞形态学检验是一门古老而又充满魅力的诊断技术。在现代科技高速发展，"高大上"仪器逐渐取代人工操作的今天，她仍然展示着她的神奇魔力。许多检验人既向往掌握这种魔力，但却又常常望而却步，因为真正的形态学检验专家要靠大量的临床实践和长期的经验总结才能慢慢培养出来。目前的现状是：一些已获得成功的形态学专家熠熠生辉，但在他们的身后，年轻的储备力量了无几人。因此，为了促进形态学检验的发展，写一些专著详细记录专家们走过的艰辛历程和取得的辉煌，写一些专著记录时刻发生在我们身边生动的细胞形态学检验"故事"，很有必要。《临床血液检验图谱与案例》、《临床体液检验图谱与案例》、《临床微生物检验图谱与案例》这套系列专著（以下简称《图谱》）是就在这样的情况下应运而生的。这套《图谱》的写作与其他专著不同，她不着重高深理论的介绍，而是采用了一个由临床"故事"引出实战经验的生动活泼方式。每一则"故事"均有各自的主题和"主人公"，每一个故事背后均有遇到的困难和解决方案，每一个完美的解决方案背后均有许许多多的专家、教授在注视、在鼓励、在指导，因此每一个故事的内核都是科学的、都是有临床价值的。

本书收集了大量各种临床标本中的细胞、结晶、寄生虫和微生物等的镜下图谱，形态真实、清晰，具有典型性和代表性。相信这套书将会成为检验技师、检验医师及临床医师工作和教学的重要参考书。由于该书"故事"性的写作方式，读起来好似"休闲读物"饶有兴致。

本套图谱的主编顾兵博士和其他编者都是一些勤奋而又提倡分享知识和经验的年轻学者，他们为了这套图谱，也为了他们年轻学者的梦想而辛勤耕耘，终于实现了这套《图谱》的问世。作为一名检验医学界的老战士，我欣赏年轻学者治学的热情和闯劲，也乐见他们的耕耘能够有所收获。希望这套书能够唤起我们对于形态学检验的重视，促进形态学检验技术的完美继承和不断发展。

丛玉隆
2016 年 1 月

前　言

"世界这么大，我想去看看。"

这是 2015 年最流行、最时髦的话语，但检验科工作的医务人员对此却只有"呵呵"二字。一方面是因为没时间，还有一个重要的原因是检验医师可以看到一般行者无法看到的"显微世界"。

显微镜下的世界是五彩缤纷的、是变化万千的。作为检验医师的你是否曾经为镜下某个不明的活物而兴奋不已？是否曾经被模棱两可的细胞图像搞的头昏脑涨？是否曾经被科内专家的生动讲解而折服？

在循证医学高度发展的今天，检验科的重要性已逐渐显现。检验科人员的职责不应只停留在"辅助"的层面上，而应增强自信心和责任心，勇于参与或主导临床的诊断及治疗。"检验医师"职称的诞生很好地证明了这一点。"检验医师"怎样才能像"病理诊断医师"那样成为"doctor's doctor"呢？近似于"病理金标准"的形态学检验是每一个检验医师的必修课。鉴于此，我们考虑将临床检验工作中积累的体液形态学图谱及其详细的身世介绍及临床意义通过"案例"形式汇集成册，通过一个个栩栩如生的故事，让检验医师充分认知常见及鲜见的各类体液标本的形态学特点，为疾病的精确诊断提供重要的线索，成为临床医生充分信赖的帮手。

本书共收录了 80 余个临床体液检验的案例及图谱，本书 50 多名作者来自各大医院及高校，包括四川大学华西医院、南京医科大学第一附属医院、温州医学院附属第一医院、同济大学附属同济医院、徐州医科大学第一附属医院等。他们以在临床一线工作的中青年检验技师、医师为主，亦有高级职称人员参与及精彩点评。本书在写作形式上采用"案例经过"、"形态学图谱"、"分析与心得"、"箴言"和"点评"的格式。图谱部分则包含临床检验工作中常见或罕见的各类细胞、管型、结晶及其他有形成分，图片数量多至 200 余幅。书中图片均来自实际的临床病例和标本，并辅以案例经过和文字说明，经过采集和拍摄具有典型特征的图片，确保了形态真实、清晰，更具有典型性、代表性和说服力。本书沿用了《检验与临床的沟通——案例分析 200 例》的写作风格，注重专业性与文学性的结合统一，语言生动活泼。读者既可以直观地观察各个图谱的特点，又可以结合一个个"小故事"对图谱背后的专业知识及临床应用进行深入分析，在轻松的阅读中掌握一个个临床体液检验图谱的特点及要点。本书适合检验科人员及临床医生参考阅读。

虽然本书编委大多是各医院临床工作的年轻骨干,但本书积极邀请了多位国内知名的检验及临床的专家对部分案例进行了专家点评,使我们的图谱既具有可读性、实用性,又具有专业性、可靠性。本书适合检验科医生及临床医生参考阅读。希望本书能成为临床医生、检验人员在临床疾病的诊疗中的一把利剑。

在本书付梓之际,感谢人民卫生出版社和丁香园网站为本书出版所做出的努力与支持!感谢所有参与编写的人员,你们宝贵的建议是本书进一步完善的源泉,你们的辛勤劳动与默默付出是本书质量的重要保证!感谢南京医科大学及徐州医科大学检验专业的部分教师与学生,他们参与了大量的校稿工作。感谢北京协和医院张时民教授提供封面照片!由于编者能力所限,书中难免有疏漏之处,恳请广大读者不吝赐教,使本书更趋完善。

非常有缘的是,本书的交稿之际恰逢徐州医学院更名为徐州医科大学。谨以此书献给徐州医科大学,祝愿她不断成长,为中国医学教育事业做出更大的贡献!本书的编写过程,又恰逢主编顾兵从南京转战徐州,同时也将此书献给徐州医科大学的检验专业,祝愿她不断进步、持续发展,在我国检验事业发展的历史上留下徐医的足迹。

顾 兵　郑立恒　孙 懿

2016 年 1 月

目 录

1. 尿路感染:显微镜的大作用

【案例经过】

　　徐某,女性,58 岁,5 年前无明显诱因出现间断发作尿频、尿急、尿痛,有时伴腰痛,发热,无肉眼血尿,经抗感染和对症治疗后可好转,平均每年发作 2~3 次。3 天前患者劳累后出现腰痛、尿频、尿急、尿痛,无肉眼血尿,发热达 39.1℃,无寒战,无水肿。自服诺氟沙星 2 天仍无效,为进一步诊治入院。患者有高血压病史和糖尿病病史,体格检查:下腹有轻压痛,双肾区叩痛(+),双下肢无水肿,进行血、尿常规及尿沉渣检查(图 1-1,图 1-2),白细胞计数 1.6×10⁹/L,中性粒细胞占 87.0%,尿蛋白(+),白细胞 30~40 个 /HP,可见脓球和白细胞管型,红细胞 5~10 个 /HP,肝肾功能未见异常。B 超显示双肾、输尿管和膀胱未见明显异常。考虑为慢性肾盂肾炎急性发作,收入院用头孢哌酮 / 舒巴坦,用药前已送中段尿做细菌培养和药敏,根据尿培养及药敏结果回报调整用药,14 天后症状缓解出院。

【形态学检验图谱】

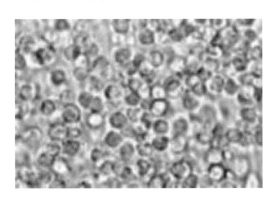

图 1-1　尿路感染患者尿中可见大量白细胞

图 1-2　尿路感染患者尿中偶见白细胞管型

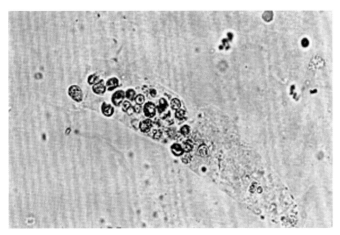

【分析与体会】

尿路感染(urinary tract infection,UTI)是指病原体在尿路中生长繁殖,并侵犯泌尿道黏膜或组织而引起的炎症,是细菌感染中最常见的一种感染,根据部位分为上尿路感染(肾盂肾炎)和下尿路感染(膀胱炎和尿道炎)。其中肾盂肾炎又分为急性肾盂肾炎和慢性肾盂肾炎,好发于女性。据统计95%的尿路感染是由单一细菌引起的,其中90%的门诊患者和50%左右的住院患者,其主要病原菌是大肠埃希菌。变形杆菌、产气杆菌、肺炎克雷伯杆菌、铜绿假单胞菌、粪链球菌等多见于再感染、留置导尿管、有并发症之尿路感染者;白色念珠菌、新型隐球菌感染多见于糖尿病及使用糖皮质激素和免疫抑制药的患者及肾移植后;金黄色葡萄球菌多见于皮肤创伤及吸毒者引起的菌血症和败血症;病毒、支原体感染虽属少见,近年来有逐渐增多趋向。多种细菌感染见于留置导尿管、神经源性膀胱、结石、先天性畸形和阴道瘘、肠道瘘、尿道瘘等。

尿液常规镜检是非常简单而有用的检查,有症状的尿路感染患者多数会出现脓尿,尿镜检阳性率非常高。完善尿细菌培养和药敏试验,亦须检查血肌酐和血红蛋白来鉴别急性或慢性。慢性肾盂肾炎由于引起严重的肾小管间质损害,表现出贫血和慢性肾功能不全。有些尿路感染的局部症状不明显而全身急性感染症状较突出,易误诊为流行性感冒、疟疾、败血症、伤寒等发热性疾病。如能详细询问病史,注意尿路感染的下尿路症状及肾区叩痛,并作尿沉渣和细菌学检查,不难鉴别。

(范博,邮箱:fanbo_medical@yeah.net)

2. 急性肾小球肾炎:警惕"致肾炎菌株"

【案例经过】

张某,男性,21岁,大学生,患者于3周前出现咽部不适,轻咳,无发热,自服诺氟沙星不见好转。近1周感双腿发胀,双眼睑水肿,晨起时尤为明显,同时伴有晨尿减少,1000ml/d左右,尿色较红。发病以来精神食欲可,轻度腰酸、乏力,无尿频、尿急、尿痛,无关节痛,无皮疹、脱发及口腔溃疡,体重3周来增加2.5kg。双肾区无叩击痛,双下肢可凹性水肿。BP 160/96mmHg,血常规无异常,尿常规显示PRO(++),尿沉渣形态学检查:WBC 0~1个/HP,RBC 20~30个/HP(图2-1),偶见颗粒管(图2-2),血BUN 9.2mmol/L,SCR 160.0μmol/L。补体C3 0.5g/L,ASO 800.0IU/L,考虑为急性肾小球肾炎。卧床休息,利尿消肿降压对症治疗,限制蛋白摄入,视病情进展情况,及时予以透析,但不必长期维持,度过急性期即可。

【形态学检验图谱】

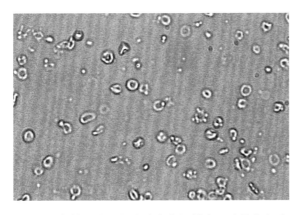

图 2-1　急性肾小球肾炎患者肾源性血尿中的红细胞形态

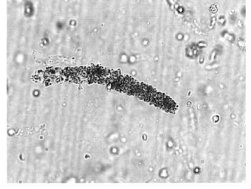

图 2-2　急性肾小球肾炎患者尿中的颗粒管型

【分析与体会】

　　急性肾小球肾炎常因 β- 溶血性链球菌"致肾炎菌株"（常见为 A 组 12 型等）感染所致，常见于上呼吸道感染、猩红热、皮肤感染等链球菌感染后。感染的严重程度与急性肾炎的发生和病变轻重并不完全一致。本病主要是由感染所诱发的免疫反应引起。急性肾炎多见于儿童、男性。通常于前驱感染后 1~3 周起病，潜伏期相当于致病抗原初次免疫后诱导机体产生免疫复合物所需的时间，呼吸道感染者的潜伏期较皮肤感染者短。本病起病较急，病情轻重不一，轻者呈亚临床型（仅有尿常规异常），典型者呈急性肾炎综合征表现，重症者可发生急性肾衰竭。本病大多预后良好，常可在数月内临床自愈。几乎全部患者均有肾小球源性血尿，约 30% 患者可有肉眼血尿，常为起病首发症状和患者就诊原因。可伴有轻、中度蛋白尿，约 20% 患者呈肾病综合征范围的蛋白尿。尿沉渣除红细胞外，早期尚可见白细胞和上皮细胞增多，并可有颗粒管型和红细胞管型等。本病治疗以休息及对症治疗为主，急性肾衰竭者应予透析，待其自然恢复。本病为自限性疾病，不宜应用糖皮质激素及细胞毒药物。

【马萍教授点评】

　　急性肾小球肾炎，简称急性肾炎（acute glomerulonephritis，AGN），是一组起病急，以水肿、蛋白尿、血尿、高血压为主要临床表现的肾脏疾病，可伴有一过性氮质血症。多发生于链球菌感染后，又称为链球菌感染后肾小球肾炎。本病常因 β- 溶血性链球菌等"致肾炎菌株"（A 组 12 型）感染所致，常见于上呼吸道感染（多为扁桃体炎）、猩红热、皮肤感染（多为脓疱疮）等链球菌感染后。辅助检查，如尿液分析、免疫学检查（C3 及总补体）、肾功能及肾组织活检对该病的诊断具有重要的临床意义。

（王楠，邮箱：wangnanlab@163.com）

3. 慢性肾炎:免疫系统惹的祸

【案例经过】

福建人罗某,37岁,精神不好,食欲差,面部水肿,双下肢水肿1个月,为确诊病情,入院后查体,完善血、尿常规,电解质和肾功能等各项检查,血压170/110mmHg,有中度水肿,血常规显示严重贫血,尿蛋白(++),尿隐血(++),尿沉渣镜检红细胞增多(图3-1),可见管型(图3-2)。钾高达5.3mmol/L,肾功能检查显示尿酸690.0μmol/L,血尿素氮17.3mol/L,肌酐24.0mol/L,24小时蛋白定量1.4g,24小时尿量980.0ml,结合病理检查结果,确诊其患有慢性肾小球肾炎,系膜增生性肾小球肾炎伴局灶节段性肾小球硬化,中到重度肾小管间质变,CKD-4,肾性贫血,肾性高血压。

【形态学检验图谱】

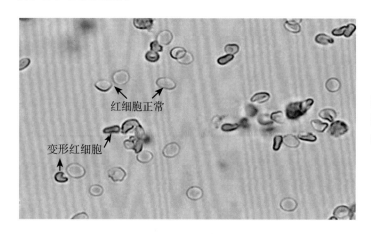

红细胞正常

变形红细胞

图3-1 慢性肾小球肾炎患者肾源性血尿中的红细胞形态

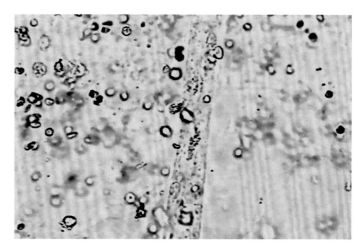

图3-2 慢性肾小球肾炎患者尿中的透明管型

【分析与体会】

　　仅有少数慢性肾炎是由急性肾炎发展所致(直接迁延或临床痊愈若干年后再现),大部分慢性肾炎的发病机制是免疫介导炎症。另外,非免疫、非炎症机制在疾病发展过程中起重要作用,如肾单位长期代偿处于血流高灌注、高滤过和高跨膜压的"三高"状态,久之导致健存肾小球硬化。慢性肾炎可发生于任何年龄,但以青中年为主,男性多见。多数起病缓慢、隐袭。临床表现呈多样性,蛋白尿、血尿、高血压、水肿为其基本临床表现,可有不同程度肾功能减退,病情时轻时重、迁延,渐进性发展为慢性肾衰竭。实验室检查多为轻度尿异常,尿蛋白常在 1~3g/d,尿沉渣镜检红细胞可增多,可见管型。血压可正常或轻度升高。肾功能正常或轻度受损(肌酐清除率下降或轻度氮质血症),这种情况可持续数年,甚至数十年,肾功能逐渐恶化并出现相应的临床表现(如贫血、血压增高等),进入尿毒症期。

　　如血压控制不好,肾功能恶化较快,预后较差。另外,部分患者因感染、劳累呈急性发作,或用肾毒性药物后病情急骤恶化,经及时去除诱因和适当治疗后病情可一定程度缓解,但也可能由此而进入不可逆慢性肾衰竭。多数慢性肾炎患者肾功能呈慢性渐进性损害,病理类型为决定肾功能进展快慢的重要因素(如系膜毛细血管性肾小球肾炎进展较快,膜性肾病进展常较慢),但也与是否合理治疗相关。凡尿化验异常(蛋白尿、血尿、管型尿)、水肿及高血压病史达一年以上,无论有无肾功能损害均应考虑此病,在除外继发性肾小球肾炎及遗传性肾小球肾炎后,临床上可诊断为慢性肾炎。

(王楠,邮箱:wangnanlab@163.com)

4. 肾病综合征:水肿警示

【案例经过】

　　孙某,男,45 岁,一个月来无诱因眼睑及双下肢水肿,曾就诊于某医院,化验尿蛋白(+++),按"肾病综合征"给予泼尼松 60mg,每日 1 次口服,雷公藤多苷 20mg,每日 3 次口服及利尿等对症治疗,水肿有所消退。两天前尿量减少,每天 200~300ml,水肿加重,于当地医院扩容、利尿效果不佳,且出现气短而来诊。发病以来无发热,食欲下降,大便正常,体温 36.6℃,脉搏 126 次 / 分,呼吸 24 次 / 分,血压 120/90mmHg。皮肤无皮疹、出血点及瘀斑,浅表淋巴结未触及。颜面水肿,轻度贫血貌,结膜略苍白,巩膜无黄染。颈静脉无怒张,胸骨无压痛,双肺下野叩诊略浊,听诊闻及中小水泡音。心界不大,心率 126 次 / 分,心律规整,心音低钝,无杂音。腹软,肝脾未触及,移动性浊音阴性,双肾区无叩痛,双下肢凹陷性水肿。辅助检查尿常规:蛋白质(+++),比重 1.008;尿蛋白定量 6.9g/24h;尿本周蛋白阴性;镜检见红细胞 3~5 个 /HP,可见脂肪管型(图 4-1)及颗粒管型(图 4-2)。生化:血红蛋白 100.0g/L,甘油三酯 2.0mmol/L,总胆固醇 8.4mmol/L,空腹血糖 5.6mmol/L,总蛋白 36.0g/L,白蛋白 20.0g/L,尿素 22.4mmol/L,肌酐 567.4μmol/L,尿酸 256.0μmol/L,钾 7.2mmol/L,钙 2.2mmol/L,抗中性粒细胞胞质抗体、抗核抗体、抗 ds-DNA 抗体及抗 GBM 抗体均阴性。B 超示双肾增大。考虑为原发性肾病综合征合并急性肾衰竭。

【形态学检验图谱】

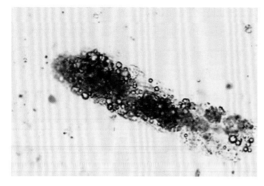
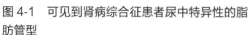

图 4-1　可见到肾病综合征患者尿中特异性的脂肪管型

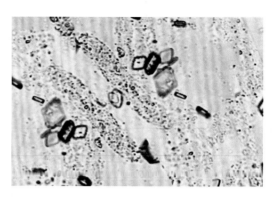

图 4-2　肾病综合征患者尿中的颗粒管型

【分析与体会】

　　该患者为原发性肾病综合征(nephrotic syndrome,NS)合并急性肾衰竭(acute renal failure,ARF),依据如下:①典型的原发性肾病综合征临床表现,即周身水肿 1 个月,尿 PRO 定性(+++),定量 6.9g/24h,血 ALB 20.0g/L,TC 8.4mmol/L;②无继发性原发性肾病综合征的临床表现,即无发热、皮疹、关节肿痛及骨痛,无烦渴、多饮、多尿,无肝、脾及淋巴结肿大。尿本周蛋白阴性,血 FBS、URIC、Ca^{2+} 正常,ANCA、ANA、抗 ds-DNA 抗体及抗 -GBM 抗体均阴性等;③少尿两天,SG 1.008,血 BUN 22.4mmol/L,Cr 567.4μmol/L,K^+ 7.2mmol/L;④B 超示双肾增大。推测该患者急性肾衰竭的发生机制,可能与肾间质高度水肿压迫肾小管及大量管型堵塞肾小管(少尿时滤过的大量蛋白质与肾小管分泌的 Tamm-Horsfall 蛋白极易形成管型)有关。此在肾小管腔内将形成高压,这既使肾小球滤过率急剧减少,又导致肾小管上皮损伤、坏死,从而引起急性肾衰竭。患者年龄多在 50 岁以上,肾病理多为微小病变或膜型肾病,常发生于肾病综合征复发时,无任何诱因,多无低血容量,用胶体液扩容常无利尿效果,反而导致肺水肿。

(范博,邮箱:fanbo_medical@yeah.net)

5. 肾结核:不可忽视的"敌人"

【案例经过】

　　刘某,女,53 岁,农民,近 6 个月来,持续低烧,体温在 37.1~37.2℃之间,就诊前 3 天出现尿频、尿急和尿痛。患者主诉其 8 年前曾得过肺结核,但已经治愈。体格检查发现其肾区有叩击痛,实验室检查尿常规:WBC 25~30 个 /HP,RBC 25~30 个 /HP,尿 PRO(+)。24 小时尿液浓缩直接涂片做革兰染色及抗酸染色检查,显微镜下可见粉红色的抗酸分枝杆菌(图 5-1),显示抗酸杆菌(+),结核分枝杆菌革兰染色图片上显示为空白菌体(图 5-2),同时该患者做尿结核分枝杆菌培养,培养结果呈现(+),综上可以诊断该患者为肾结核,采用异烟肼和利福平两者联合规范治疗 1 年后,患者恢复正常。

【形态学检验图谱】

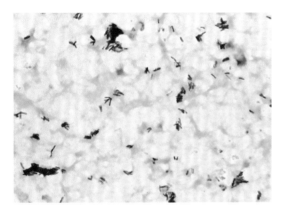

图 5-1　培养后的结核分枝杆菌抗酸染色图片

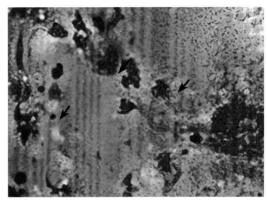

图 5-2　结核分枝杆菌革兰染色图片显示空白菌体

【分析与体会】

　　肾结核是全身结核的一部分,绝大多数继发于肺结核。随着我国人民生活质量的提高,肾结核的发病数逐年下降。但是值得注意的是肾结核多在肺结核发生或恢复相当长时间后才出现症状,而部分结核患者不能坚持长期治疗,结核耐药菌株的不断出现,使得肾结核目前仍不少见。尿液结核杆菌检查是诊断肾结核的关键,实验室检查方法有 24 小时尿液抗酸杆菌检查,将 24 小时尿液浓缩直接涂片抗酸染色后做抗酸杆菌检查,方法简单,结果迅速,阳性率可达 50%~70%,但龟杆菌、偶发分枝杆菌也是经常在尿液中存在的抗酸杆菌,因此尿液中的抗酸杆菌并不等于结核分枝杆菌。但是反复多次的这种检查,均能找到同样的抗酸杆菌,并且结合临床病史与特征的参考,对肾结核的诊断有一定的参考意义。而尿结核菌培养对肾结核的诊断有决定作用。尿液培养结核菌阳性,即可肯定肾结核的诊断。但培养时间较长,需 1~2 个月才能得到结果,其阳性率可高达 90%。目前临床实验室采用尿 TB-DNA-PCR 方法检测结核分枝杆菌,其特异性、敏感性高,可检出 1~10 个细菌,但假阳性率高,阴性意义较大。

(范博,邮箱:fanbo_medical@yeah.net)

6. 肾肿瘤:隐匿的杀手

【案例经过】

许某,女,23岁,主诉为间歇性腰痛并发热9个月,就诊前3天出现明显尿频、尿急、尿痛。实验室检查发现肉眼及镜下血尿(图6-1),超声检查可见右肾呈现占位性改变,大小约为8.0cm×5.0cm,考虑为右肾癌,采用右肾根治性切除术,术后病理提示右肾透明细胞癌(图6-2),患者恢复良好,生活可自理。

【形态学检验图谱】

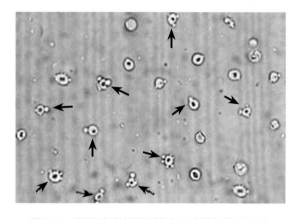

图6-1　肾肿瘤患者肾源性血尿中的红细胞形态

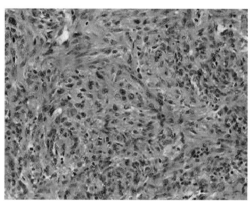

图6-2　肾肿瘤的病理图片

【分析与体会】

肾肿瘤约95%是恶性的,良性肿瘤少见。肿瘤累及肾盂时,可发生血尿。可以在还没有发生泌尿道症状前,已先有血行或淋巴转移,肿瘤可累及淋巴或肺、肝、骨骼等。血尿、腹内肿块和腰部疼痛是本病的三个主要症状。在成人,血尿是比较早期和常见的症状。血尿多为肉眼可见的全血尿;也有的血尿只能在显微镜下才能见到。一般在血尿时患者不痛。血尿多是间歇性的,常可自行停止。所以一个成年人出现无痛性血尿时就需注意有否肾肿瘤的可能,应予密切观察,必要时作进一步检查。

(王楠,邮箱:wangnanlab@163.com)

7. 急性膀胱炎：找到线索，及时治愈

【案例经过】

患者，女，42 岁，3 天前无明显诱因发生尿频、尿急、尿痛伴耻骨弓上不适，无肉眼血尿，无水肿，无腰痛，不发热。发病以来饮食、睡眠可，大便正常。既往体健，无排尿异常病史，无结核病史和结核接触史，无药物过敏史。查体 T 36.8℃，肾区叩痛（−）；血、尿常规及尿沉渣形态学检查：尿蛋白（−），尿沉渣白细胞 25~30 个 /HP，红细胞 0~3 个 /HP，无管型（图 7-1，图 7-2）；大便常规（−）；中段尿培养，菌落≥10^5/L，考虑为急性膀胱炎。完善进一步的检查，抗感染治疗。

【形态学检验图谱】

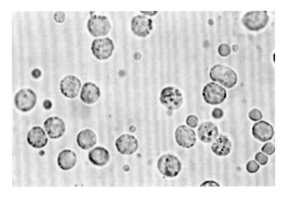

图 7-1 膀胱炎患者尿中可见大量的白细胞，部分红细胞

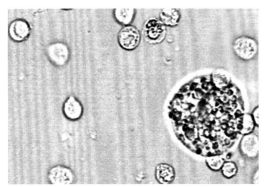

图 7-2 膀胱炎患者尿中可见巨噬细胞

【分析与体会】

急性膀胱炎（acute cystitis，AC）是非特异性细菌感染引起的膀胱壁急性炎症性疾病，为泌尿系常见病。其特点为发病急，伴严重膀胱刺激征而全身反应轻微。实验室检查：尿液检查：①尿常规白细胞计数（或血小板计数）≥10 个 /HP，可有红细胞，但无管型；②尿沉渣涂片革兰染色，WBC≥15~20 个 /HP；③中段尿培养，菌落≥10^5/L。其他辅助检查：如有尿道脓性分泌物，应行涂片检查以排除淋病奈瑟菌感染，必要时在感染急性期后或感染控制后行膀胱镜检查，或在发病后行 B 超、X 线检查排除尿路结石等病因或诱发和并发因素。急性膀胱炎经及时而适当治疗后，都能迅速治愈。对慢性膀胱炎，如能清除原发病灶，解除梗阻，并对症治疗，大多数病例能获得痊愈，但需要较长时间。平时注意预防护理。

【马萍教授点评】

对于尿频、尿急、尿痛症状患者,首先应进行详细的体格检查,包括检查尿道外口及尿道有无触痛、挤压尿道后有无分泌物流出;尿流动力学检查是否存在膀胱出口梗阻,在排除器质性病变的基础上,进行尿液分析及中断尿培养等系统的检查,绝大多数均能明确病因,以便患者得到及时、正确的治疗。

（范博,邮箱:fanbo_medical@yeah.net）

8. 肾移植后急性排斥:时刻监控

【案例经过】

患者,男,44 岁。肾移植术后 2 个月余,尿少,血尿 12 天,发热 6 天伴移植肾区胀痛。血肌酐 737.2μmol/L,尿量 300.0ml/d,彩超示移植肾肿大伴血流灌注量减少。CT 平扫见移植肾位于右髂窝,大小 11.6cm×7.8cm×7.1cm。肾实质密度均匀降低,CT 值 24.7HU,其厚度为 3.3cm。肾窦脂肪消失,与实质界限不清,两者宽度比例小于 1/2(图 8-1,图 8-2),考虑急性排斥反应。

【形态学检验图谱】

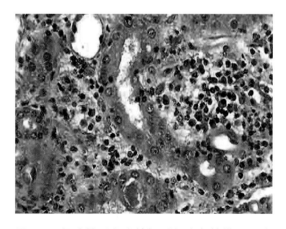

图 8-1　肾移植后肾小管间质细胞急性排斥反应
(HE 染色 ×400)

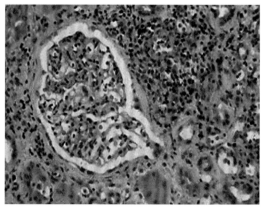

图 8-2　急性肾移植排斥反应(HE 染色 ×200)

【分析与体会】

肾移植排斥分为超急排斥、加速排斥、急性排斥和慢性排斥,其中最常见的是急性排斥反应,多见于术后1周~6个月。临床诊断依据为:血肌酐每日升高超过26.0~44.0μmol/L;尿量每日减少25%以上;移植肾胀痛;体重每日增加1.5~2.0kg;病理检查可见肾间质明显水肿和以淋巴细胞为主的炎性浸润。肾细小动脉中膜发生纤维素样坏死,内膜炎性渗出和泡沫状细胞形成。肾移植的效果一般以1、3、5、10年的肾或人存活率表示,所谓肾存活是指肾脏有功能。肾移植后因为使用免疫抑制剂容易出现感染等并发症和药物的不良反应,所以与血液透析疗法相比是否安全是大家所关心的,随着医学的进步,肾移植成绩有很大的提高,肾移植是比较安全的。据2008年器官移植大会介绍,目前我国肾移植的1年肾存活率为90%以上,5年肾存活率达到90%,10年达到60%以上。这只是指移植肾的寿命,而人的寿命就长得多,和正常人没有多大区别。肾移植与透析相比,人的存活率高于肾的存活率。在我国不论肾移植还是透析,生存率低的原因除部分上由于技术水平的差距外,最重要的原因是难以承受医疗费用造成的。肾移植与透析相比长期的综合费用低,肾移植成功后可缓解或纠正大部分尿毒症及透析的并发症,所以肾移植与透析疗法相结合可延长尿毒症患者的寿命,改善生命和生活的质量。相信随着科学技术的发展和医学的进步,肾移植将更优越更安全。

(范博,邮箱:fanbo_medical@yeah.net)

9. 胸腔积液中检出腺癌细胞

【案例经过】

患者,男,69岁,1个月前出现咳嗽、流涕伴喷嚏,自行服用"仁和可立克"后症状较前好转,半个月前患者出现气喘,偶有咳痰,无发热、寒战、乏力、盗汗、胸闷、喘息、胸骨后压榨感。胸部CT示:右上肺占位,右侧胸腔积液。行胸腔穿刺引流术,送检胸腔积液,常规细胞形态学检查:胸腔积液(胸水)呈血性,混浊,蛋白试验阳性,细胞总数20 500.0×10^6/L,有核细胞计数960.0×10^6/L,中性粒细胞18.0%,淋巴细胞46.0%,巨噬细胞36.0%,细胞学检查检出癌细胞,镜下可见癌细胞大,胞质明显增多,有内外浆,外浆较透明、着色较淡,内浆有较多空泡或内含物,胞核常偏于一侧,核大,核染色质结构紊乱,粗细不均(图9-1,图9-2)。后CT引导下穿刺活检,免疫组织化学提示为腺癌,最终诊断为右上肺腺癌。

【形态学检验图谱】

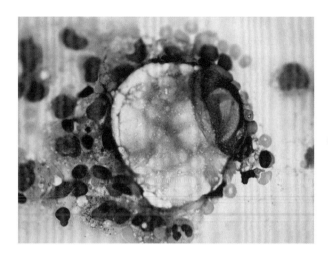

图 9-1　胸水中的腺癌细胞
（瑞特 - 吉姆萨染色 ×200）

图 9-2　胸水中的腺癌细胞
（瑞特 - 吉姆萨染色 ×400）

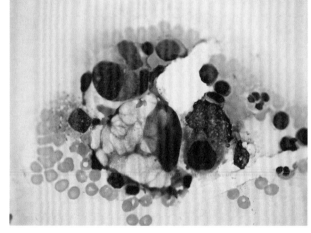

【分析与体会】

　　在 20 世纪末,肺癌已成为恶性肿瘤死因中的首位。肺癌起源于支气管黏膜上皮或肺泡上皮。癌肿可向支气管腔内和(或)周围结构浸润生长,并可通过淋巴、血行转移扩散。按细胞类型可将肺癌分为 9 种,常见的有鳞状细胞癌(鳞癌),小细胞癌(未分化小细胞癌),腺癌,大细胞癌。近年来肺腺癌发病率上升明显,已超越鳞癌成为最常见的肺癌。多数腺癌起源于较小的支气管,多为周围型肺癌。早期一般没有明显的临床症状,往往在胸部 X 线检查时被发现,表现为圆形或椭圆形肿块,一般生长较慢,但有时早期即发生血行转移,预后不良。

　　腺癌细胞镜下胞质的异常改变主要表现为胞质明显增多,有明显的内外浆,外浆较透明、着色较淡,内浆有较多空泡或内含物;部分细胞有较多大小不一的空泡、脂肪空泡。因腺癌细胞分泌功能强,常可见大小不等的分泌泡。可见单核、双核或多核,或成双排列,或呈不规则排列,核染色质疏松、深染,排列紊乱。

【周道银主任技师点评】

细胞质的改变可提示肿瘤细胞的分化倾向,并决定细胞体积的大小和形状,细胞质的改变是判断恶性细胞类型的重要依据之一。恶性肿瘤细胞的胞质内可出现特征性分化物质,如腺癌细胞胞质有分泌空泡,鳞癌细胞胞质常有角化物质。

(郑杰,邮箱:i.coffee@foxmail.com)

10. 前列腺癌:男人的"负担"

【案例经过】

患者,男性,72 岁,平素体健,无慢性病史。因尿频,尿急 1 个月就医。患者于 1 个月前无明显诱因出现尿频,尿线变细等症状,约 2 小时排尿 1 次。实验室检查前列腺特异性抗原(prostate specific antigen,PSA)为 71.3ng/ml,超声检查在前列腺外周带可见约 3.1cm×2.6cm 低回声结节,边界欠清,欠规则。前列腺液细胞学检查中可见体积增大、畸形的癌细胞(图 10-1),超声引导下经直肠前列腺穿刺活检,病理结果为前列腺癌(图 10-2)。患者经根治性前列腺切除术,术后恢复良好。

【形态学检验图谱】

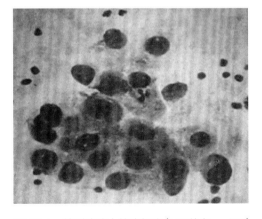

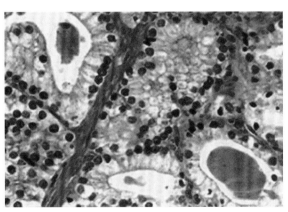

图 10-1 前列腺液中的癌细胞(HE 染色 ×400)　　图 10-2 前列腺癌的病理图片(HE 染色 ×200)

【分析与体会】

前列腺癌是指发生在前列腺的上皮性恶性肿瘤。逐渐增大的前列腺腺体压迫尿道可引起进行性排尿困难,表现为尿线细、射程短、尿流缓慢、尿流中断、尿后滴沥、排尿不尽、排尿费力,此外,还有尿频、尿急、夜尿增多,甚至尿失禁。肿瘤压迫直肠可引起大便困难或肠梗

临床体液检验图谱与案例

阻,也可压迫输精管引起射精缺乏,压迫神经引起会阴部疼痛,并可向坐骨神经放射。临床诊断前列腺癌主要依靠直肠指诊、血清 PSA、经直肠前列腺超声和盆腔 MRI 检查等,实验室检查中 PSA 检测对于患者的治疗监测起到重要作用。

【马萍教授点评】

前列腺液细胞学检查是诊断前列腺癌快速、简便、有效的方法之一,尤其在前列腺特异抗原(prostate specific antigen,PSA)值升高和(或)直肠指诊触及前列腺硬结时,进行前列腺按摩获取前列腺液并进行 Papanicolaou 染色和进行脱落细胞学分级对诊断前列腺癌具有重要的临床价值,且其又无侵入性,较前列腺活检的损伤更小等优点,值得临床推广应用。

(范博,邮箱:fanbo_medical@yeah.net)

11. 前列腺炎:男人的"痛"

【案例经过】

患者,男,24 岁,患者长期手淫无度,1 年来出现尿频、尿急痛、尿不尽感,会阴及小腹部疼痛不适,终末尿带白色分泌物。近 1 个月因劳累后上述症状加重,患者精神紧张,极为痛苦。直肠指诊:中央沟变浅,质地较硬,有结节感,触痛(+)。前列腺液常规:卵磷脂小体减少,而正常前列腺液可见大量卵磷脂小体(图 11-1);白细胞 15~20 个 /HP(图 11-2),红细胞 1~3 个 /HP。提示患者为慢性前列腺炎,经过抗感染治疗后,患者会阴及小腹部疼痛会有所改善,尿频、尿痛、尿不尽感可基本消失。3 周后,终末尿白色分泌物消失,患者无明显自觉症状,复查后前列腺液基本正常,最终达到性功能恢复。

【形态学检验图谱】

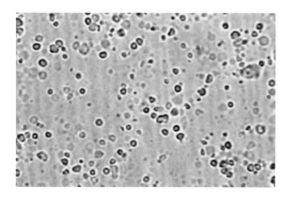

图 11-1 正常前列腺液,可见大量卵磷脂小体

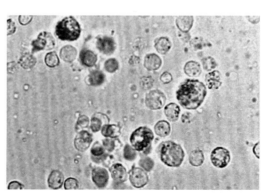

图 11-2 前列腺炎时出现大量白细胞

【分析与体会】

前列腺炎是泌尿外科的常见病,在泌尿外科男性患者50岁以下中占首位。只有少数患者有急性病史,多表现为慢性、复发性经过。主要致病因素为病原体感染,病原体随尿液侵入前列腺,导致感染。病理解剖证实前列腺炎病变一般局限于外周带,此处腺管与尿流垂直线逆向开口于后尿道,易致尿液反流,而中央带及移行带腺管走向与尿流方向一致,不易发生感染。临床症状包括盆骶疼痛,排尿异常和性功能障碍。正常前列腺液沉渣中白细胞的含量在高倍显微镜的每个视野应低于10个。如果前列腺液的白细胞数量 >10 个 / 视野,就高度可疑为前列腺炎,特别是前列腺液中发现含有脂肪的巨噬细胞,基本可确诊前列腺炎。实验室检查是前列腺炎的可靠诊断手段。

(范博,邮箱:fanbo_medical@yeah.net)

12. 一例肾衰患者的胸腔积液细胞形态学检查

【案例经过】

患者,男,80岁,因血肌酐升高1个月余,尿量减少20天入我院肾内科。入院初步诊断为"慢性肾功能不全急性加重",给予规律血液透析,纠正贫血等对症治疗,然而患者病情未见好转,4日后病情恶化,出现胸腔积液(胸水),遂行胸腔穿刺术,排液减压,并将胸腔积液送检常规。该胸水性状为黄色、微浊,细胞总数 1120.0×10^6 个 /L,有核细胞计数 300.0×10^6 个 /L,蛋白质(+),涂片瑞特 - 吉姆萨染色后,细胞分类及形态学检查:淋巴细胞 30%,巨噬细胞 18%,中性粒细胞 2%。检出大量骨髓瘤细胞,占 50%,此类细胞胞质丰富,近核处可见淡染区,核圆形或椭圆形,核偏位,染色质较疏松,部分细胞核仁明显,可见双核、多核细胞及核分裂象(图 12-1);此外,淋巴细胞约占 30.0%,巨噬细胞 18.0%,中性粒细胞 2.0%。立即与主诊大夫取得联系,她感激地说:"你们的发现太重要了!这位老大爷慢性肾功能不全急性加重,一来我们科没几日就无尿了,关键是这迅速出现的胸水,让我们非常困惑,如果是'多发性骨髓瘤'可就全解释通了。"为进一步明确诊断,行免疫蛋白固定电泳检查发现 λ型轻链阳性(图 12-2);行骨髓穿刺细胞学检查发现骨髓瘤细胞约占 55.0%,诊断为多发性骨髓瘤骨髓象。临床诊断为"轻链型多发性骨髓瘤"。遂予以多发性骨髓瘤对症治疗,症状得以明显缓解。

【形态学检验图谱】

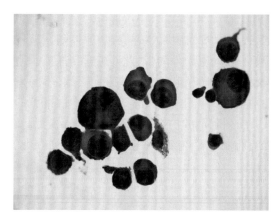

图 12-1　胸腔积液中骨髓瘤细胞(瑞特 - 吉姆萨染色 ×1000)

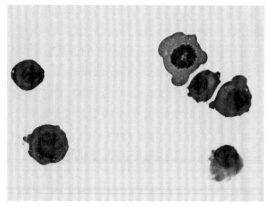

图 12-2　胸腔积液中骨髓瘤细胞(瑞特 - 吉姆萨染色 ×1000)

【分析与体会】

　　多发性骨髓瘤(multiple myeloma, MM)是一种以浆细胞单克隆增殖为特征的恶性肿瘤,好发于中老年人群。常以乏力、感染、骨痛、贫血以及蛋白尿等非特征性症状为主要表现,因此极容易误诊或漏诊,误诊率高达 60% 以上。

　　MM 患者血清中存在大量游离轻链蛋白,该蛋白可通过肾小球,阻塞肾小管,使肾小管上皮细胞变性、坏死等,导致临床上的肾功能不全甚至肾衰竭。本例患者年龄大,病程长,起病缓慢,是由多发性骨髓瘤轻链的肾毒性引起的慢性肾功能不全,还是由于原发或其他因素引起的肾功能不全不能完全明确,但结合患者病情及临床治疗情况,前者在患者病程中起重要作用。

　　MM 主要侵犯部位是骨髓,很少会累及肺部组织。MM 伴胸腔积液的发病率低,且出现该情况往往提示患者对治疗反应差,生存期明显缩短。因此,在胸腔积液中检出 MM 细胞对于临床医生诊断病情,及时调整患者治疗方案,有重要指导作用。

【周道银主任技师点评】

　　本案例提示,在临床工作中,当遇到不明原因肾功能损害,并伴有感染、贫血等症状时,尤其是蛋白尿阳性的中老年患者,应排除多发性骨髓瘤的可能性,并积极进行相关的实验室筛查。同时,实验室工作人员务必对临床送检的体液标本进行仔细检查,除常规计数外,涂片染色后的细胞形态学观察能够为体液细胞形态观察提供便利和依据,有助于疾病诊断,特别是肿瘤的诊断。

(陶海波,邮箱:*haibota@163.com*)

13. 一波三折的乳糜尿

【案例经过】

患者,女,65岁,2年前尿呈"米汤"样在外院就诊,因尿常规正常一直未进行任何治疗。1个月前发现血尿来我院就诊,尿外观呈乳糜血尿(图13-1),尿常规潜血(+++)、蛋白(+)、镜下见大量红细胞,瑞特-吉姆萨染色后见大量淋巴细胞,血脂、血葡萄糖偏高,腹部B超未见异常。对乳糜尿进行鉴定:①加热,乳糜未消失,排除尿酸盐结晶;但有细小颗粒考虑为蛋白凝固所致;②加冰醋酸,没有变化,排除磷酸盐、尿酸盐结晶。因我院没有乙醚和苏丹Ⅲ试剂做不了乳糜试验,建议患者到上级医院检查,结果:尿常规未报淋巴细胞、乳糜试验为阴性。我对此结果表示怀疑,于是用二甲苯萃取上清液后镜检见大量脂肪滴(图13-2)。建议患者到省级医院检查,结果证实为淋巴液漏出,行肾蒂淋巴管结扎术。

【形态学检验图谱】

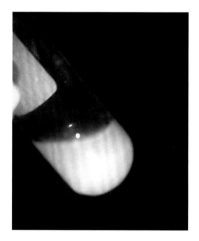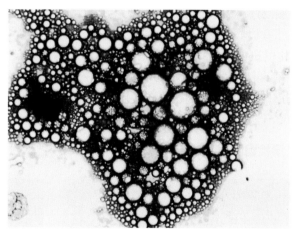

图13-1 乳糜血尿　　　　图13-2 乳糜尿二甲苯萃取上清液后镜检见大量脂肪滴

【分析与体会】

1. 蛋白尿和菌尿多为混浊,这样呈乳糜状的尿是因含有较多大颗粒成分,多为结晶或淋巴液漏出。

2. 此例淋巴细胞明显增多也符合淋巴液特征,但因为淋巴细胞中不含中性粒细胞酯酶,尿液分析仪白细胞一项显示为阴性,而且小淋巴细胞和红细胞在镜下和尿沉渣仪都不太好区分,所以必要时应该染色镜检。

3. 熟悉试验原理,没有条件可以创造条件检验。

17

4. 不要盲目相信上级医院结果,要学会自己分析。

【马萍教授点评】

乳糜尿是乳糜液或淋巴液进入尿中,尿呈乳白色混浊称乳糜尿。引起乳糜尿常见的疾病多为丝虫病,少数为先天性淋巴管畸形、淋巴液漏出等。检验科的同志要认真负责,发现乳白色等异常尿液应高度重视,应将显微镜形态学检查、乙醚萃取镜检、苏丹Ⅲ染色密切结合,同时注意区别脓尿、盐类结晶尿等。同时将检查结果告知临床,以引起临床的重视,及时会诊确定乳糜尿的成因并采取相应的治疗措施。

(冯涛,邮箱:ft0205@163.com)

14. 羊齿状结晶——诊断胎膜早破的简单方法

【案例经过】

患者,女,26岁,孕期32周,因持续阴道流液就诊妇产科,接诊医生刚从省级医院进修回来,对患者的详细资料了解后认为该患者应考虑为胎膜早破,于是电话咨询检验科是否可以检查羊齿状结晶。因为我院产科患者少,所以一直没开展此项目。于是正在检验科值班的我告诉她:"这项检查不需要特殊试剂和仪器,可以进行操作,但医院无此项目,没有办法收费,所以不能出报告,只能口头告知结果。"争取患者同意后,取少许羊水涂片镜检后发现羊齿状结晶(图14-1,图14-2),证实了妇科医生的诊断,患者经过保胎治疗后出院。

【形态学检验图谱】

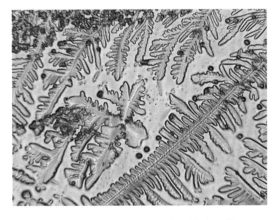

图14-1 羊水中羊齿状结晶检验图谱

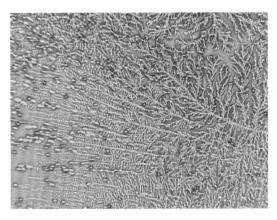

图14-2 羊水中羊齿状结晶检验图谱

【分析与体会】

以前用羊齿结晶来间接反映雌激素水平或测排卵周期,但现在已经有更准确的方法代替,目前只在诊断胎膜早破时应用。需要注意的是不要用盐水稀释,否则可能造成假阳性结果。

（冯涛,邮箱:ft0205@163.com）

15. 胸腔积液中的核异质细胞

【案例经过】

患者,男,63岁,因"直肠占位"行直肠肿块切除和末端回肠造口术,术后病理:直肠腺癌。手术以后患者出现吻合口漏感染,并发脓毒血症,伴胸腔积液。送检胸水呈橘红色,微浊,蛋白质(+),细胞总数 $14\,000.0 \times 10^6$/L,白细胞数 2570.0×10^6/L,中性粒细胞 20.0%,淋巴细胞 12.0%,巨噬细胞 68.0%。仔细观察,发现镜下有少数细胞,形态不规则,胞质可见突起或呈花边形,含小空泡或灰红色颗粒,核浆比例增大,染色质欠均匀,部分可见核仁,约 1~3μm 不等,核膜薄而清晰,考虑为核异质细胞。立刻告知临床我们在胸水查见核异质细胞(图 15-1,图 15-2),可能是由炎症引起的,也可能是转移的癌细胞,建议完善相关检查。随后行 PET-CT 进一步检查发现癌细胞已多脏器扩散。患者相继出现 MODS,呼吸、循环、肾衰竭,患者家属要求放弃治疗。

【形态学检验图谱】

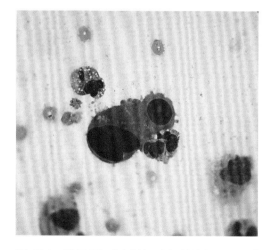

图 15-1　核异质细胞(瑞特 - 吉姆萨染色 ×1000)

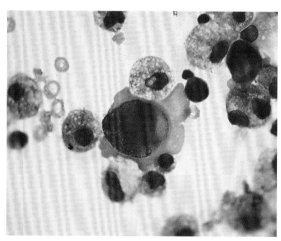

图 15-2　核异质细胞(瑞特 - 吉姆萨染色 ×1000)

【分析与体会】

肿瘤血管壁的通透性增加、离子交换紊乱,导致其细胞内液向外渗出是形成胸腹水的主要原因,大多由胸、腹腔恶性肿瘤转移和播散所致。胸、腹水主要特征为增长迅速,多为血性,临床治疗比较困难。

核异质细胞具有癌细胞的某些特征,它与癌细胞鉴别要点为:核异质细胞虽有异性,但其大小、形态的差异不甚明显;核质比例无严重改变;核染色质形态与分布尚未达到恶性标准。在细胞形态上介于良性细胞和恶性细胞之间。在细胞诊断中的核异质细胞可有三类细胞:①真正的"癌前期"细胞,即真正的核异质细胞;②部分形态异型性比较明显的炎症变性上皮细胞,在涂片中与癌前期细胞无法区别,也诊断为核异质细胞;③数量少,形态又不够典型的癌细胞,亦诊断为核异质细胞。该病例中的核异质细胞可能为数量少、形态又不够典型的癌细胞,后经 PET-CT 证实患者出现了癌症的多脏器转移。发现此类细胞,建议临床医生密切关注患者动态,完善相关检查,并多次送检标本以明确诊断。

【周道银主任技师点评】

长海医院在开展体液常规细胞形态学检查中,除对体液标本,如胸腹水、支气管肺泡灌洗液进行理化检查、细胞计数与染色分类外,同时对染色分类的涂片进行细胞形态学观察,建立了改良的细胞学四级分类法:Ⅰ级:阴性,未见异常细胞;Ⅱ级:查见核异质细胞或异型细胞,可由炎症引起,但不能排除癌变可能;Ⅲ级:查见可疑恶性(癌)细胞,基本符合恶性肿瘤细胞标准,不十分典型,数量少,需进一步证实;Ⅳ级:查见恶性(癌)细胞,数量多且形态典型,有的可作出细胞学分类,如腺癌细胞、淋巴瘤细胞等。

(朱荣荣,邮箱:zhurrfight@foxmail.com)

16. 腹水涂片发现肠穿孔的线索

【案例经过】

患者,男,34 岁,因车祸导致全身多发骨折(股骨、锁骨、肱骨、骨盆骨折等),急诊收住入院。入院后进行常规处理,抗生素预防感染,计划组织消肿后择期手术,然而入院的第 2 天患者即出现发热,而且呈进行性加重趋势,主治医生检查各伤口引流管未见脓性引流液,基本上排除伤口感染。而患者表示感觉腹部不适,急诊 B 超提示,腹腔少量积液,随即腹腔穿刺抽取腹腔积液送检。检验科接到标本后立即离心→沉渣推片→染色→镜检,镜下可见大量中性粒细胞、杂菌、结晶体以及少量脂肪滴(图 16-1,图 16-2),故推测可能存在肠穿孔。当即与主治医生联系,告知镜检结果,并将推断告诉医生,医生综合分析后也觉得肠穿孔可能性较大,回报上级医生后,经紧急讨论后,决定进行急诊剖腹探查术,术中证实患者确实是结肠穿孔,而且已经渗出一定量的肠液到腹腔,大面积清洗消毒,并将破裂的肠管缝合修补,经积极抗菌治疗,患者第 3 天高热即消退。

【形态学检验图谱】

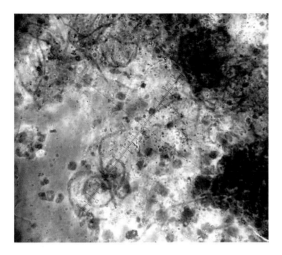

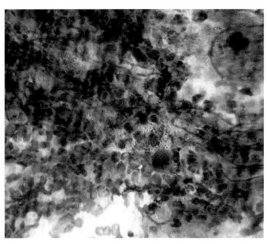

图 16-1　肠穿孔患者腹水中见大量中性粒细胞伴细菌、结晶(瑞特 - 吉姆萨染色 ×400)

图 16-2　肠穿患者腹水中见大量细菌、结晶体、中性粒细胞(瑞特 - 吉姆萨染色 ×400)

【分析与体会】

此案例患者为车祸导致多发伤,第 1 天可能肠管有轻微受伤,但是因多处受伤,掩盖了病情,相关检查也未发现有肠管破裂的证据,而第 2 天随着破裂肠管炎症的蔓延,肠液慢慢渗出,流入腹腔,导致腹腔感染。如果没有及时发现这种情况,患者很可能会出现腹膜感染,继而可能会产生不可想象的后果。通过一张简单的穿刺液涂片发现细菌和脂肪滴提示临床可能有肠穿孔,为手术赢得了宝贵时间,再次体现出,积液涂片检查的重要性。

【箴言】

腹水发现数量不等的杂菌、脂肪滴以及大量中性粒细胞等肠液成分首先应考虑存在肠穿孔,需要立即给予急诊手术,避免感染蔓延。

(王福斌,邮箱:wfb3063754@163.com)

17. 囊液中查见噬菌细胞

【案例经过】

患者,男,70 岁。3 个月前无诱因突发呼吸困难,剧烈咳嗽,干咳为主,无胸痛及咯血。

胸部 CT 示纵隔肿瘤。家人十分紧张,担心恶性肿瘤可能,为明确诊断,入住我院。于入院第 2 日行电子支气管镜检查 + 气管金属支架置入术,对气管上端后侧壁外压处行穿刺抽吸,吸出囊液送检常规及脱落细胞。囊液黄色、微浊,蛋白质(+),细胞总数 1400.0×10^6/L,有核细胞数 978.0×10^6/L。涂片瑞特 - 吉姆萨染色后显微镜下观察:以中性粒细胞为主,未检出异常细胞。经验老到的"老法师"火眼金睛,在众多细胞中发现了吞噬细菌的中性粒细胞(图 17-1,图 17-2),依此判断患者为细菌感染导致的支气管囊肿形成,患者家属如释重负。积极给予抗生素对症治疗,患者病情迅速好转。

【形态学检验图谱】

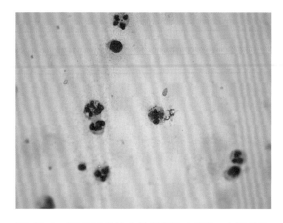

图 17-1 吞噬细菌的中性粒细胞(瑞特 - 吉姆萨染色 ×400)

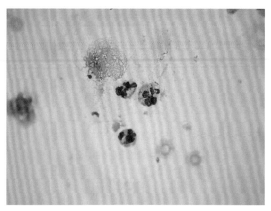

图 17-2 吞噬细菌的中性粒细胞(瑞特 - 吉姆萨染色 ×400)

【分析与体会】

体液细胞学检查时常常会看见细菌,这可能与检查标本的类型有关,如痰液等标本中常混杂大量非致病菌;也可能是由于标本采集、送检过程中不慎污染的;亦可能是患者相应部位确实存在细菌感染。微生物培养时间漫长,如何快速辨别真假? 在排除干扰因素的情况下,及时镜检标本,能够在标本涂片中发现吞噬了细菌的中性粒细胞或巨噬细胞,基本能明确病灶存在细菌感染,为感染性疾病的诊断提供证据。

【周道银主任技师点评】

噬菌细胞是指白细胞吞噬细菌或真菌的现象,如中性粒细胞、单核 - 吞噬细胞吞噬有细菌或真菌。只要标本不污染、及时送检、及时检验,标本中小小的噬菌细胞对细菌感染的诊断具有重要价值。

(胡红丽,邮箱:247507238@qq.com)

18. 心包积液中检出癌细胞

【案例经过】

患者,女,52 岁。10 年前因(右乳)乳腺浸润导管癌进行过右侧乳腺癌根治术,1 个月前无诱因出现胸闷伴咳嗽,近日来胸闷气促明显,不能平卧。B 超发现大量胸腔、心包积液。入院当日行 B 超引导下心包穿刺,抽出血性心包积液,送检常规检验和病理。心包积液呈血性、混浊、蛋白质(++),细胞总数 2 310 000.0×10⁶/L,有核细胞数 120 010.0×10⁶/L,中性粒细胞 20.0%,淋巴细胞 70.0%,巨噬细胞 10.0%。细胞形态学检查查见癌细胞,此类细胞常聚集成团,胞膜界限不清,胞质融合,胞质丰富且着色不均,胞核深染,染色质粗细不均,核仁明显,大小不一(图 18-1,图 18-2)。报告临床考虑乳腺癌心包转移,后行 PET-CT 示癌细胞全身多处转移。

【形态学检验图谱】

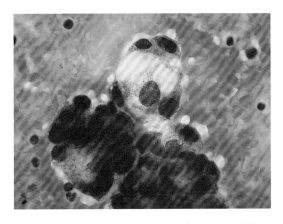

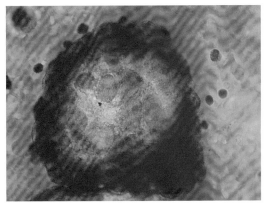

图 18-1　心包积液中的癌细胞团(瑞特 - 吉姆萨染色 ×400)

图 18-2　心包积液中的癌细胞团(瑞特 - 吉姆萨染色 ×400)

【分析与体会】

在我国,乳腺癌占全身各种恶性肿瘤的 7.0%~10.0%,并呈逐年上升趋势。部分城市中,乳腺癌已在女性恶性肿瘤中占据首位。其早期就可向周围,或经血道、淋巴结转移,乳腺癌是一全身性疾病目前已得到共识。

心包积液查见癌细胞多见于晚期肿瘤转移患者,任何肿瘤均可转移至心包,其中以肺癌、乳腺癌、恶性淋巴瘤最常见。肺癌、乳腺癌所致恶性心包积液者占所有恶性心包积液的60.0%~75.0%。其预后往往不佳,但经积极治疗后能得到良好的控制,减轻患者痛苦,明显提高患者生存质量。明确心包积液性质能为病情诊断提供重要参考,并对随后治疗提供指导。

【周道银主任技师点评】

　　体液(脱落)细胞学检验是临床检验的薄弱环节,它既需要临床检验技术,又需要一定的基础知识、基础理论、细胞学基本技能及临床知识。细胞学检查方法简便,结果可靠,对明确心包积液的性质起关键性的作用,为临床提供有价值的参考信息,应加强相应专业人才的培养。

(胡红丽,邮箱:247507238@qq.com)

19. 支气管肺泡灌洗液里的含铁血黄素细胞

【案例经过】

　　患者,男,36岁,曾有"扩张型心肌病(dilated cardiomyopathy,DCM)"病史,1年前无明显诱因下出现咳嗽、咯血、咳痰,痰中带血,无胸痛,并在这1年内反复发作。为进一步治疗来我院就诊,发病以来,患者精神欠佳,食欲睡眠较差,夜间常有阵发性呼吸困难及端坐呼吸,体重无明显变化。入院后做支气管肺泡灌洗液(BALF)检查,BALF呈血性,混浊,细胞总数17 600.0×10⁶/L,有核细胞数1400.0×10⁶/L,中性粒细胞8.0%,淋巴细胞6.0%,巨噬细胞86.0%。镜下可见巨噬细胞中含有棕黄色较粗大的折光颗粒,考虑为含铁血黄素颗粒(图19-1),立即经铁染色后观察约80.0%细胞可见普鲁士蓝阳性的颗粒(图19-2)。结合患者左心衰的症状体征考虑为继发性肺含铁血黄素沉着症。给予强心、利尿、扩血管、抑制心肌重构、改善心肌代谢、化痰抗炎等治疗后,症状好转出院。

【形态学检验图谱】

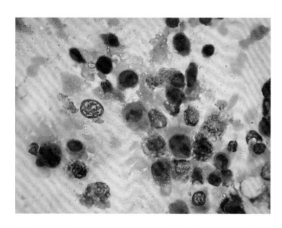

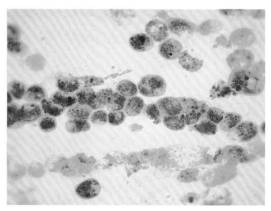

图19-1　支气管肺泡灌洗液中含铁血黄素细胞(瑞特-吉姆萨染色 ×1000)

图19-2　支气管肺泡灌洗液中含铁血黄素细胞(铁染色 ×1000)

【分析与体会】

肺组织内出血时,红细胞从血管内溢出被巨噬细胞吞噬,并经其溶酶体降解,使血红蛋白中的三价铁离子与蛋白质结合成铁蛋白,若干铁蛋白微粒聚集成光镜下可见的棕黄色或者金黄色有折光性的粗大颗粒,称为含铁血黄素。这种巨噬细胞被称为含铁血黄素细胞(hemosiderin laden macrophage,HLM)。明显的肺出血可根据反复咯血,胸部X线检查可见典型肺部浸润阴影,血常规中不同程度贫血等表现做出诊断,而BALF进行普鲁士蓝染色后涂片镜检可以帮助我们及时发现慢性出血及隐匿性肺出血。

肺含铁血黄素沉着症可分为继发性和特发性两类,继发性的最常见于二尖瓣心脏病或左心衰竭患者,常为成人;特发性的原因不明,常见于儿童,可能是自体免疫功能异常导致的抗原-抗体反应。很多肺部疾病也可导致BALF中出现含铁血黄素细胞。肺部真菌、卡氏肺孢子菌感染、支气管扩张、肺脓肿对支气管肺泡壁侵袭破坏性大,比肺部细菌、病毒性感染更易导致肺出血,引起更高的含铁血黄素细胞检出率。吸烟因对肺泡上皮的直接破坏;肾功能不全导致水潴留及血小板功能减退的间接作用也会使含铁血黄素细胞指数增加。反之检出含铁血黄素细胞也对疾病的诊断有指示性的价值。

【周道银主任技师点评】

肺部含铁血黄素细胞(HLM)主要见于肺泡出血,一类是肺局部病灶引起的局限性出血,如肺部感染、支气管扩张、创伤等。另一类是弥散性肺泡出血,如肺肾综合征(Goodpasture syndrome)、特发性含铁血黄素沉着症、SLE等激素依赖性免疫缺陷疾病。常规BALF检查及涂片普鲁士蓝染色镜检可确诊有无肺泡出血,结合循环自身免疫抗体等检测结果可基本明确诊断。

(郑杰,邮箱:i.coffee@foxmail.com)

20. 支气管肺泡灌洗液检查诊断一例抗感染治疗无效的肺部感染

【案例经过】

患者,男,69岁,咳嗽、气急伴发热半月余,在当地医院行胸部CT显示左上肺阴影,考虑肺部感染可能,给予抗感染治疗病情始终不见改善,同时痰细菌培养未发现致病菌,遂入我院进一步诊治。此次入院,影像学检查发现两肺感染伴右侧胸腔少量积液,肺部感染灶呈快速进展趋势。为进一步寻找病因,进行支气管镜检查,送检支气管肺泡灌洗液(bronchoalveolar lavage fluid,BALF),标本常规细胞计数后,离心、涂片、染色镜检,发现镜下嗜酸性粒细胞比例高达62.0%(图20-1,图20-2)。排除细菌、真菌、寄生虫感染等,本例最后诊断为特发性嗜酸性粒细胞性肺炎,给予糖皮质激素治疗,症状缓解后出院。

【形态学检验图谱】

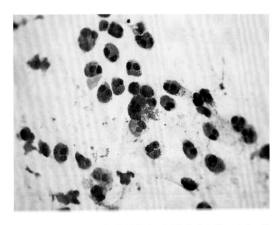

图 20-1　BALF 嗜酸性粒细胞增多(瑞特 - 吉姆萨染色 ×400)

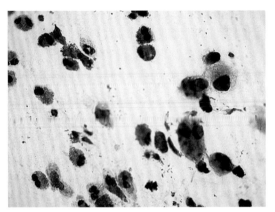

图 20-2　BALF 嗜酸性粒细胞增多(瑞特 - 吉姆萨染色 ×400)

【分析与体会】

临床中 BALF 嗜酸性粒细胞增高常见于细菌、真菌、蠕虫感染、嗜酸细胞性肺炎、过敏性支气管肺曲霉病、哮喘、支气管炎、变应性肉芽肿性血管炎等,需考虑上述疾病可能,进一步排除诊断。该患者急性起病,肺浸润性病灶进展快且呈游走性改变,抗感染治疗无效,最后通过 BALF 细胞形态学检查发现嗜酸性粒细胞比率显著增高,诊断为急性肺嗜酸性粒细胞性肺炎。

急性肺嗜酸性粒细胞性肺炎症状似急性肺炎,影像学呈游走性肺部阴影改变伴局灶性嗜酸性粒细胞增高。本症可能是一过性变态反应,常见病因为寄生虫感染和药物反应等,部分患者未能查出病因。病理变化主要位于肺间质、肺泡壁及终末细支气管壁,有不规则的嗜酸性粒细胞浸润灶。糖皮质激素治疗有效。

【周道银主任技师点评】

BALF 常规细胞形态学检查对嗜酸细胞性肺病具有提示性诊断价值,如嗜酸细胞性肺炎、过敏性支气管肺曲霉病、哮喘、支气管炎、肺嗜酸性粒细胞肉芽肿、寄生虫感染等。在肺泡灌洗液涂片中,嗜酸性粒细胞的分布多数为局灶性的,也可以是弥漫性的,检验人员在镜检时,一定要全片扫描,捕捉局灶性分布的嗜酸性粒细胞,以防漏检。

(朱俊,邮箱:zjhuun@163.com)

21. 腹水中的印戒细胞

【案例经过】

　　患者,女,51岁。1年前无明显诱因出现腹胀,伴嗳气,无腹痛,偶感恶心,伴乏力、消瘦。近日因腹胀加剧就诊我院,查体腹部膨隆,无包块,移动性浊音阳性。腹部B超示大量腹腔积液。遂行腹腔穿刺引流,取腹水送检。腹水血性、混浊、蛋白质(++),细胞总数170 000.0×10⁶/L,有核细胞数3400.0×10⁶/L,细胞学检查查见大量癌细胞(图21-1)。有经验的老专家指着镜下胞质丰富,核被挤压于一侧的细胞说:"看看这些细胞像不像小戒指,这就是印戒细胞(图21-2),此人消化道肿瘤可能性大,追踪一下"。患者腹水肿瘤标志物CA199>1200.0U/ml(正常<37U/ml),CA724>160.8U/ml(正常<9.8U/ml),CEA>1500.0ng/ml(正常<5ng/ml)。后结合上腹部CT以及病理活检,明确诊断为胃癌伴腹腔转移。

【形态学检验图谱】

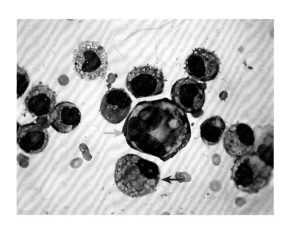

图21-1　腹水中的癌细胞(蓝箭头所指)(瑞特-吉姆萨染色 ×1000)

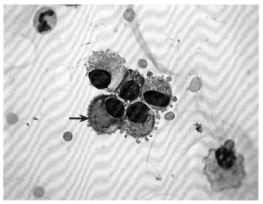

图21-2　腹水中的印戒细胞(红箭头所指)(瑞特-吉姆萨染色 ×1000)

【分析与体会】

　　印戒细胞癌多发生于消化道,以胃、结肠常见,少数发生于乳腺、膀胱等处。胃印戒细胞癌是高度恶性肿瘤之一,约占胃癌的9.9%,具有侵袭力强,病程进展快,恶性程度高的特点。

印戒癌细胞扩散速度惊人,必须立即采取有效措施,抗肿瘤与化疗结合,抑制癌细胞增长,延缓病程进展,减轻患者痛苦,尽量保证患者生存质量。可见腹水细胞学检查能对诊断提供重要参考,对随后的治疗提供重要指导。

印戒细胞癌是一种含有大量黏液的特殊胃癌类型,由于细胞中充满了黏液,把细胞核挤向了细胞的一侧,使其外形酷似一枚戒指,故得其名。本病多发于中青年,特别是女性,大多数专家认为该病的发生可能和中青年女性的雌激素代谢旺盛有关 。一般认为其预后不良,但也有不一致的报道。

【周道银主任技师点评】

尽管单凭浆膜腔积液脱落细胞学检查不能确定肿瘤细胞的来源,但一些肿瘤细胞的形态具有特征性,如本例介绍的印戒细胞癌,多发生于消化道。注意观察、总结不同肿瘤细胞的形态特征有助于对其来源的预估。

(胡红丽,邮箱:247507238@qq.com)

22. 美味不可多贪——喝酒吃海鲜容易患痛风

【案例经过】

生在北方的小王,大学毕业后就来到南方某沿海城市工作,在同事的引导下,小王渐渐爱上海鲜饮食,在炎热的夏天小王尤其是喜欢吃上一餐美味的海鲜,再与家人或者朋友喝上几瓶冰镇的啤酒,犹如久旱逢甘霖,无比舒服。然而近期小王渐感腿有些酸痛,本来以为是工作辛苦,没有休息好的缘故,也没有太重视,直到有一天,再喝过同事喜酒后,感到膝关节疼痛加剧,才到医院求诊。

接诊医生检查后发现,小王左膝关节肿胀,发红不明显,皮温略偏高,压痛阳性,浮髌试验阳性(+),主被动活动稍受限,闻着小王满嘴的酒气,医生了解小王是餐后疼痛,首先考虑的可能是痛风,辅助检查提示:尿酸551.0μmol/L;同时抽取关节液进行化验,结果:涂片有核细胞中等量,计数$5400.0×10^6$/L,细胞分类以巨噬细胞增生为主,巨噬细胞、中性粒细胞、间皮细胞均易见,分类:中性粒细胞占8.0%,淋巴细胞占6.0%,间皮细胞占6.0%,巨噬细胞占80.0%,红细胞计数$1000.0×10^6$/L,红细胞以新鲜红细胞为主。涂片可见大量结晶体:呈针尖状、黄色。提示:涂片可见大量结晶体,考虑为尿酸结晶(图22-1,图22-2)。结合病史特点诊断为痛风性关节炎。给予地塞米松、秋水仙碱片等治疗后明显好转。

【形态学检验图谱】

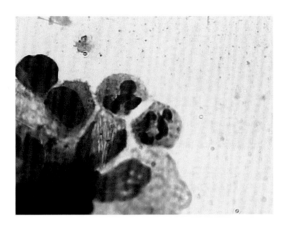

图 22-1　巨噬细胞内吞噬尿酸结晶（瑞特 - 吉姆萨染色 ×1000）

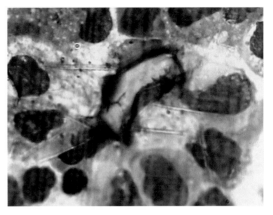

图 22-2　散在分布的尿酸结晶（瑞特 - 吉姆萨染色 ×1000）

【分析与体会】

　　痛风是嘌呤代谢紊乱致使尿酸盐沉积在关节囊、滑膜囊、软骨骨质、肾脏、皮下以及其他组织引起的病损和炎性反应的一种疾病。它是长期嘌呤代谢紊乱、血尿酸增高所致组织损伤的一组疾病。临床特点包括高尿酸血症、痛风性急性关节炎反复发作等。血尿酸浓度的增高和尿酸排泄的障碍，使得尿酸盐结晶在关节腔内沉积，这种"异物"招来白细胞吞噬它，从而造成了关节红肿热痛的急性炎症反应。

　　正常成人每日约产生尿酸 750.0mg，其中 80.0% 为内源性，20.0% 为外源性尿酸，这些尿酸进入尿酸代谢池（约为 1200mg），每日代谢池中的尿酸约 60% 进行代谢，其中 1/3 约 200.0mg 经肠道分解代谢，2/3 约 400.0mg 经肾脏排泄，从而可维持体内尿酸水平的稳定，其中任何环节出现问题均可导致高尿酸血症[1]。鱼虾等海产品含嘌呤较高，且饮食中的嘌呤极少被机体利用而转化为尿酸，增高了血清中尿酸的浓度也导致尿酸水平增高[2]，文献研究也证实，血尿酸水平随着啤酒、海鲜食品、肉类食品摄入量的增加而升高[3]。追问病史，也发现本案例中的患者小王，近期饮食海鲜较多且饮用大量啤酒，均加重尿酸的代谢负荷，使血尿酸水平升高，导致痛风发作。

　　临床上痛风常常与类风湿关节炎、创伤性关节炎、感染性关节炎、关节结核等混淆，尤其是类风湿关节和痛风用非甾体抗炎药或激素治疗，都能起到对症治疗的效果，疼痛迅速减轻和好转，也是误诊的一个原因。诊断上，突然反复发作的单个跖趾、蹠趾、踝等关节红肿剧痛，可自行缓解及间歇期无症状者，应首先考虑到痛风性关节炎；同时合并高尿酸血症及对秋水仙碱治疗有效者可诊断为痛风；滑液或滑膜活检发现尿酸盐结晶者即可确诊。

【箴言】

长期饮食含高嘌呤类食物及饮品,出现关节痛疼,首先要考虑痛风的可能。

参考文献

［1］中华医学会风湿病学分会.原发性痛风诊断和治疗指南.中华风湿病学杂志,2011,6(15):410-413.

［2］杨二杨,吴剑琴.宁波市北仑区健康体检者血尿酸水平调查.中国现代医生,2012,50(32):20-21.

［3］Choi H K,Liu S,Curhan G. Intake of purine-rich foods,protein,and dairy products and relationship to serum levels of uric acid:the Third National Health and Nutrition Examination Survey. Arthritis Rheum,2005,52(1):283-289.

（王福斌,邮箱:wfb3063754@163.com）

23. 腹水中发现"长纤毛的肿瘤细胞"

【案例经过】

一日,笔者在一例腹水标本中发现一些癌变的细胞(图 23-1),此类细胞大多成团或散在分布,大小不一,边界不清,胞质着色不均,或深蓝或粉红,胞核多为圆形,染色质深染,但着色不均,粗细不一。其中的部分细胞还长了纤毛(图 23-2),此类细胞头顶大簇紫红色纤毛,核大而偏于一侧,染色质细密深染,有的可见核仁。笔者百思不得其解,这分明是腹水,怎么会有呼吸系统的纤毛样细胞? 难道是呼吸道中细胞"穿越变身"啦,感觉自己发现新大陆,立刻请来周道银老师,他仔细看完这份腹水标本的片子说:"患者可能是女性,为女性生殖系统恶性肿瘤,你们去查查病历核实一下。"于是我们便查到了下述病例。

患者,女,43 岁,5 年前做过"卵巢癌切除术",术后病理示:双侧附件浆液性乳头状囊腺癌,网膜已有癌浸润。术后行多次常规化疗,病情稳定。近日出现腹胀,遂入我院诊治,患者腹部稍膨隆,移动性浊音阳性,腹部 B 超提示腹腔积液,送检的腹水标本呈橘黄色,混浊,蛋白阴性,细胞总数 $5000.0 \times 10^6/L$,有核细胞数 $290.0 \times 10^6/L$,中性粒细胞 3.0%,淋巴细胞 90.0%,单核细胞 7.0%。细胞形态学观察发现了上述"长纤毛的肿瘤细胞"。果然如周主任所言,我们立刻电话联系临床,提示患者卵巢癌可能出现腹腔转移。后完善相关检查,结合病理结果及影像学检查,患者诊断为卵巢癌术后伴腹腔转移。

【形态学检验图谱】

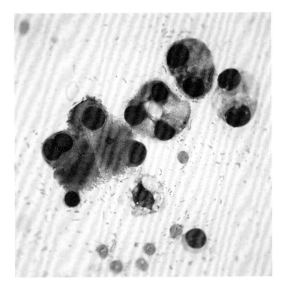

图 23-1　卵巢癌细胞(瑞特 - 吉姆萨染色 × 1000)

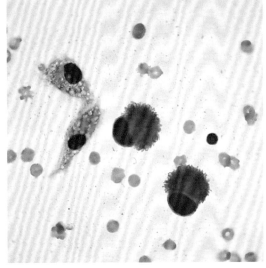

图 23-2　卵巢癌细胞(瑞特 - 吉姆萨染色 × 1000)

【分析与体会】

卵巢恶性肿瘤在女性生殖系统肿瘤中发病率居第三位,发病率仅次于子宫颈癌和子宫体癌,但死亡率却居首位。由于卵巢的胚胎发育、组织解剖及内分泌功能较复杂,早期症状不典型,术前鉴别卵巢肿瘤的组织类型及良恶性相当困难,约 60.0%~70.0% 的卵巢癌患者就诊时已属晚期,5 年生存率在 30% 左右。卵巢上皮性肿瘤是最常见的卵巢肿瘤,占所有卵巢肿瘤的 90.0%,依据上皮的类型分为浆液性、黏液性和子宫内膜样,其中,浆液性囊腺癌占全部卵巢癌的 1/3,多发于 30 到 40 岁的女性。浆液性肿瘤在镜下可见由单层立方或矮柱状上皮衬覆,具有纤毛,与输卵管上皮相似。恶变时,其主要特征是伴有癌细胞破坏性浸润,细胞异型性明显,核分裂象多见。周道银老师便是通过纤毛这一特点及患者性别、标本类型怀疑患者为卵巢癌。

文献报道约有 55.0%~65.0% 的原发性卵巢癌患者合并有大量腹水,腹水量与组织分化程度及腹膜受累程度关系密切,病例中患者即出现腹腔转移。即使早期包膜完整的卵巢癌患者也可以有癌细胞脱落。因此卵巢癌腹水细胞学检查尤其重要,其阳性率高,费用不昂贵,方法简单、快速、准确、患者痛苦小,是一项必不可少的检查手段。

【周道银主任技师点评】

要想把细胞形态看好,离不开对生理和解剖知识的良好掌握。如本例中发现了“长纤毛的癌变细胞”,首先需思考机体的哪些脏器的组织细胞结构中存在纤毛。在人体内,具有类似纤毛结构的细胞包括呼吸道纤毛柱状上皮细胞、输卵管壶腹部纤毛细胞、子宫内膜纤毛细胞、小肠上皮细胞纹状缘等。通过标本的类型为腹水,排除小肠肿瘤和不常转移至腹腔的呼吸系统肿瘤,故优先考虑可能为卵巢癌转移至腹腔的恶性肿瘤细胞。

(朱荣荣,邮箱:zhurrfight@foxmail.com)

24. 支气管肺泡灌洗液检查诊断肺泡蛋白沉积症

【案例经过】

患者,男,12岁,1年前出现活动后胸闷、气促、干咳,偶伴咳痰、发热等不适,多次就诊于当地医院,予以输液对症治疗后,症状略有好转,但症状常反复。2个月前患者感觉轻微活动即出现胸闷、气促等症状,且较前明显加重。外院按"肺炎"予以对症支持治疗后,不见好转。遂至我院进一步诊疗,查胸部CT示两肺弥漫性病变(两肺弥漫分布的结节状高密度影,融合成片)。进行支气管肺泡灌洗诊疗,送检支气管肺泡灌洗液(bronchoalveolar lavage fluid,BALF)至我科行常规检验,BALF呈乳黄色奶油状,蛋白质(+++),镜下大部分细胞形态不整,可见大量细胞碎片及无定形颗粒(图24-1),在"老法师"周道银教授的指示下进行了过碘酸雪夫(PAS)染色,发现糖原染色阳性(图24-2)。周主任说:"这个患者考虑肺泡蛋白沉着症,先联系临床完善相关检查,然后回去好好学习BALF检查在这个疾病的应用。"

追踪患者诊疗经过,医生根据BALF检查的结果提示,进一步进行了胸腔镜取病理:符合肺泡蛋白沉积症。病理诊断明确,给予全肺灌洗术,术后予以抗感染等支持治疗,患者明显好转后出院。

【形态学检验图谱】

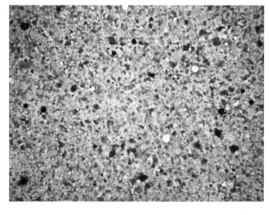

图 24-1 BALF 中的无定形颗粒(瑞特-吉姆萨染色 ×1000)

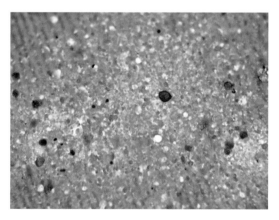

图 24-2 BALF 标本 PAS 染色阳性(PAS 染色 ×1000)

【分析与体会】

肺泡蛋白沉着症(pulmonary alveolar proteinosis,PAP)是一种以肺泡及终末呼吸性细支气管内富含过碘酸雪夫(PAS)染色阳性磷脂蛋白样物质沉积为特征的少见疾病。少数患者无任何临床症状,部分患者表现为咳嗽、发热、胸部不适、呼吸困难、乏力等不典型症状,少数可伴低热、咯血等,其呼吸道症状与肺部病变受累范围有一定关系。体格检查一般无特殊阳性表现,影像学和BALF检查存在特征性表现,其中BALF检查及PAS染色是诊断PAP的重要依据。全肺灌洗是治疗肺泡蛋白沉着症最为有效的方法。

若BALF明显混浊,呈乳白色或黄色,静置15~20分钟后可见絮凝物沉淀至容器底部,则高度提示PAP。该絮凝物源于肺泡表面的磷脂蛋白复合物的聚集,若BALF中存在典型的脂蛋白复合物,标本离心后其表层可形成一层奶油状物质。光镜下见大量形态不规则、大小不等的颗粒状物质,PAS染色阳性。

【周道银主任技师点评】

肺泡蛋白沉着症是一种原因不明的少见病,肺泡灌洗液常规检查对该疾病的诊断具重要价值,当发现BALF呈乳状液体,涂片瑞特-吉姆萨染色,镜下可见大量均匀弥漫性无定形颗粒或碎片,或伴有少量细胞时可通过PAS染色帮助该疾病诊断。

(唐文潇,邮箱:xiaoxiaoangel@foxmail.com)

25. 关节腔积液检出色素沉着绒毛结节性滑膜炎

【案例经过】

患者女性,28岁,1年前无明显诱因出现右膝关节肿胀,疼痛,伴运动障碍,行走后加重,休息后改善。入院后查体:右下肢跛行,右膝肿胀明显,右膝关节内侧压痛,皮温正常;右膝麦氏试验(+),右侧浮髌试验(+),被动屈伸膝关节髌上囊体表部可触及滑动结节感,右膝腱反射(++)。MRI显示:右膝积液形成,关节腔内混杂结节样信号形成。遂行关节腔穿刺:见右膝关节腔内血性混浊积液。瑞特-吉姆萨染色,可见核异质细胞(图25-1)及泡沫细胞(图25-2);经普鲁士蓝染色,发现细胞胞质含有大量铁离子(图25-3)。结合病例特点及影像学检查结果,临床诊断为:右膝关节色素沉着绒毛结节滑膜炎;右膝半月板损伤。行右膝关节镜探查+膝关节清理术。术后Ⅱ期愈合,膝关节功能轻微受限。常规病理示:右膝关节色素沉着绒毛结节滑膜炎。

【形态学检验图谱】

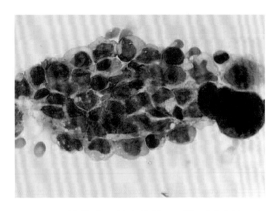

图 25-1　关节腔积液中的核异质细胞(瑞特 - 吉姆萨染色 ×1000)

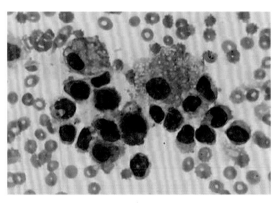

图 25-2　关节腔积液中的泡沫细胞(瑞特 - 吉姆萨染色 ×1000)

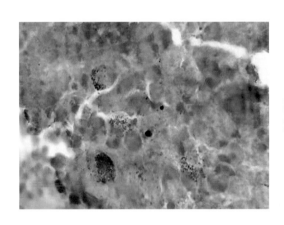

图 25-3　关节腔积中的含铁血黄素细胞(普鲁士蓝染色 ×1000)

【分析与体会】

　　关节腔色素沉着绒毛结节滑膜炎(pigmented villonodular synovitis，PVNS)是一种涉及关节滑膜、关节囊和腱鞘的特发性滑膜增殖性罕见疾病，每百万人群约 1.8 人患病。好发于青壮年，常累及膝关节(占 80%)，髋、踝、肩、肘等大关节依次递减。病理检查是诊断 PVNS 的"金标准"，随着体液常规细胞学的广泛开展，在 PVNS 的诊断中也将起到相辅相成的作用。含铁血黄素及胆固醇沉积于病变关节腔内增生的绒毛、结节及绒毛结节状滑膜内，脂质积聚的细胞经染色后形成泡沫细胞，该患者体液常规细胞学分类淋巴细胞占 80%，检出核异质细胞，且查见典型泡沫细胞及含铁血黄素细胞，为临床诊断 PVNS 提供可靠依据。MRI 是诊断 PVNS 最理想的影像学检查方法。关节腔镜下滑膜切除治疗膝关节 PVNS，手术创伤小，恢复快，关节功能恢复好，是一种安全、可行的微创手段。但本病有明显的侵袭性和复发性，手术切除的复发率为 40.0%~50.0%，应定期随访。

【周道银主任技师点评】

　　关节腔积液检查是常规检查项目,对临床上一些罕见的关节疾病的诊断有重大意义。因此完善常规形态学检查,为临床诊断提供参考。

(郭杰,邮箱:natachaguo@163.com)

26. G 型红细胞:肾小球源性血尿的"告密者"

【案例经过】

　　患者,男,56 岁,因血尿 2 天就诊,泌尿系 B 超未见异常;尿常规潜血(+++),尿蛋白(++);尿红细胞形态检查:镜下红细胞满视野,呈非均一性,G 型红细胞占 40% 左右,以 G1 型红细胞为主(图 26-1,图 26-2),红细胞大小不等,可见血红蛋白逸出。G 型红细胞是肾小球源性血尿的最具特征性的畸形红细胞,是肾小球源性血尿的重要"告密者"。遂与临床沟通,考虑肾小球源性血尿。结合临床病史、症状,临床诊断为急性肾小球肾炎。

【形态学检验图谱】

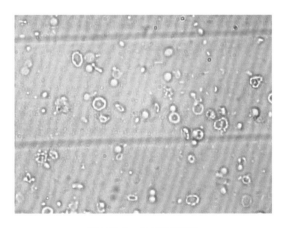

图 26-1　G 型红细胞

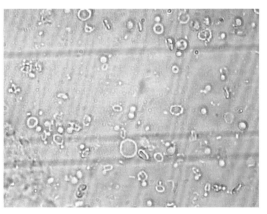

图 26-2　G 型红细胞

【分析与体会】

尿红细胞形态检查是区分肾小球源性血尿与非肾小球源性血尿的最简便、快速的方法之一。现行标准为：畸形红细胞≥70%为非均一性血尿，畸形红细胞<70%且≥20%为混合型血尿，畸形红细胞<20%为均一性血尿。但畸形红细胞种类繁多，形态不一，难以辨别，甚至有些特殊形态的红细胞是否属于畸形红细胞尚未有定论。而肾小球性红细胞（G类细胞）形态较特殊，易于辨别区分，是诊断肾小球源性血尿的最特异的畸形红细胞。G类细胞共同特征是细胞内血红蛋白有逸出现象，形成芽孢或胞膜皱缩，细胞变小。G1细胞呈炸面包圈样，带有1个以上芽孢，少数为带芽孢的双圈状淡影。

【马萍教授点评】

对血尿患者必须及早诊断其基础疾病。而血尿的诊断首先要鉴别其来源。红细胞形态检查是鉴定红细胞来源的重要方法。肾小球源性血尿G类细胞出现率明显高于非肾小球性血尿，尤其是G1细胞。文献报道以G1细胞大于5%为标准，对肾小球性血尿诊断的敏感性和特异性均可达90%以上。且即使在多次尿检中有一次如此，则其肾活检绝大多数为肾小球肾炎；但非畸形红细胞血尿并不能排除肾小球肾炎，需做多次检查，结合患者临床表现、尿蛋白情况和影像学检查结果进行综合分析、判断。

（江涛，邮箱：xzzlq1678@163.com；范博，邮箱：fanbo_medical@yeah.net）

27. 胸腔积液发现胃黏膜相关淋巴瘤

【案例经过】

患者男性，70岁，1周前无明显诱因出现腹部饱胀不适伴反复发热，体温37.5~38.0℃，无畏寒、全身酸痛等症状。B超提示腹腔积液，两侧胸腔积液。血清AFP、CEA、CA199均正常。行胸腔穿刺，见血性胸水，经常规检查证实为渗出性积液。胸水涂片瑞特-吉姆萨染色显微镜下见大量浆细胞样分化的淋巴瘤细胞，约占有核细胞数的50.0%（图27-1），该类细胞呈圆或类圆形，体积约10.0~18.0μm，胞质灰蓝色，有空泡，核偏位于一侧，核圆，核染色质较粗糙疏松，分布欠均匀，有时可见核仁，胞质较丰富，着浅灰蓝到灰蓝色，偶呈深灰蓝色，核周淡染。遂行胸水免疫固定电泳，结果IgM阳性、λ阳性（图27-2）。胃镜检查示：Hp阴性，胃体糜烂性质待定，并取病理活检。病理检查回示：（胃体中部）黏膜相关组织边缘区B细胞淋巴瘤。

综合上述资料明确诊断胃体中部黏膜相关淋巴组织淋巴瘤（MALToma），行CHOP方案化疗，间断引流胸水，胸腔注入环磷酰胺，并给予纠正低蛋白、增强免疫力等对症治疗。患者低蛋白血症纠正，胸闷等症状明显缓解。化疗6个疗程后患者病情稳定。

【形态学检验图谱】

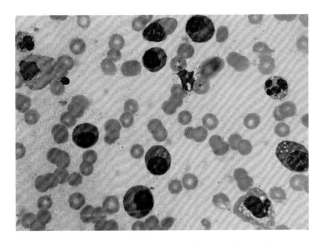

图 27-1　胸腔积液中可见浆细胞样分化淋巴瘤细胞(瑞特 - 吉姆萨染色 ×1000)

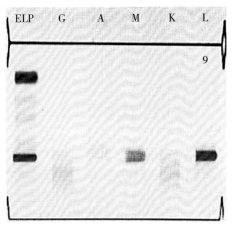

图 27-2　胸腔积液蛋白电泳

【分析与体会】

黏膜相关淋巴组织(mucosal-associated lymphoid tissue,MALT)淋巴瘤是起源于黏膜相关淋巴组织的低度恶性 B 细胞淋巴瘤,约占非霍奇金淋巴瘤的 8.0% 左右。根据肿瘤发病部位,临床将 MALT 淋巴瘤分为胃和非胃 MALT 淋巴瘤。胃 MALT 淋巴瘤约占 50.0% 左右,以成人多见,男女比例相近约为 1.0∶1.2。

该患者胸水常规细胞学检查发现大量浆细胞样分化淋巴瘤细胞浸润,据报道大约 1/3 的低度恶性黏膜相关淋巴瘤出现瘤细胞浆细胞样分化。浆细胞是 B 淋巴细胞在抗原刺激下分化增殖形成的终末细胞,可合成和分泌免疫球蛋白,本例患者胸水免疫固定电泳示免疫球蛋白 IgM 型,轻链 λ 单克隆性增殖,证实淋巴瘤细胞的 B 细胞特征,但应注意与骨髓瘤浆细胞瘤鉴别。免疫组织化学标记及检测免疫球蛋白轻链的限制性结合免疫球蛋白重链基因重排有助于本病的鉴别诊断。浆细胞样分化淋巴瘤细胞多表达 CD19,而骨髓瘤浆细胞多表达 CD56。

大多数胃 MALT 淋巴瘤与幽门螺杆菌(Hp)感染密切相关,Hp 作为抗原刺激,可能诱导自身反应性 B 细胞转化为肿瘤细胞。但本病例胃镜 Hp 检查阴性且 [13]C- 尿素呼气试验阴性,缺乏 Hp 感染是不利于胃 MALT 淋巴瘤消退的因素之一,Hp 根治性治疗配合化疗对 Hp 阳性胃 MALT 淋巴瘤患者有较好疗效。

【周道银主任技师点评】

该患者为多浆膜腔积液,先前在外院曾送检过腹水标本,但未发现异常细胞,拖延了对疾病的诊断。建议推广体液常规细胞形态学检查,尤其要重视细胞形态的观察,捕捉异常形态,为临床诊断特别是恶性肿瘤的诊断提供重要线索。

(郭杰,邮箱:natachaguo@163.com)

28. 无心插柳柳成荫：无意腹壁穿刺抽取到恶性腹腔积液

【案例经过】

患者杜某，女，75岁，因腹胀、纳差2个月，加重半个月入院。患者2个月前无明显原因出现腹胀伴纳差，开始未予重视，后腹胀、纳差逐渐加重，近半个月来症状明显加重，伴有乏力、消瘦，血肿瘤标志物升高（CA125 547.5μg/ml，CA199 41.7μg/ml，CEA 14.9μg/L）；腹部CT示肝硬化，少量腹腔积液。病程中患者时有上腹部隐痛不适，腹部膨隆，触诊软，右腹壁可及多个花生米及蚕豆大小结节，未触及明显肿块，予予结节穿刺，进一步明确诊断。穿刺细胞学检查：穿刺部位在右麦氏点附近，未触及明显肿块，在患者主诉疼痛点进针，穿刺抽取到少许淡黄色液体，疑为"腹水"。涂片见少数成团异型上皮细胞（图28-1），转移性腺癌不能排除，建议抽取腹水送检。次日，临床抽取腹水送检，脱落细胞检查：查见腺癌细胞（图28-2），结合患者腹壁穿刺活检结果、血清肿瘤标志物、腹部CT等结果，诊断为结肠腺癌基本明确；告知患者家属，肿瘤易发生腹腔、多发骨转移，系恶性肿瘤晚期，预后较差，患者家属表示家中经济极为困难，且患者一般状况较差，拒绝进一步化疗，要求保守对症治疗。治疗后患者一般情况明显好转，患者及家属要求出院，经上级医师批准，准予出院。

【形态学检验图谱】

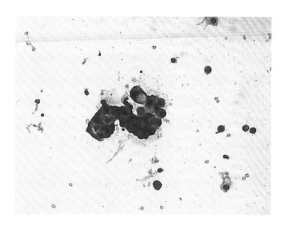

图28-1 腹壁穿刺涂片，可见少数异型细胞（瑞特-吉姆萨染色 ×100）

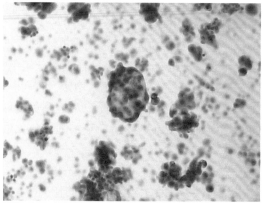

图28-2 腹腔积液液基薄片，查见腺癌细胞（巴氏染色 ×100）

【分析与体会】

胸腹水是临床上常见的一种症状，有时甚至是唯一的临床表现。抽取腹水做脱落细胞学检查，有助于腹水良恶性的鉴别诊断。胸腹水中的腺癌细胞转移占绝大多数，腺癌细胞常成团，呈三维立体球形、花簇状或桑葚样球形，也可以是梁状、管状及乳头状细胞团，腹水中其他细胞一般不出现此类结构特点。在腹壁穿刺时,有因患者消瘦而穿刺入腹膜腔的可能,抽取的腹水应认真对待,有查到肿瘤细胞的可能。

【箴言】

腹腔积液脱落细胞学检查是诊断浆膜腔积液良恶性的"金标准"。

（方先勇,邮箱:xzfxy367@126.com）

29. 免疫细胞化学:让"疑难"胸腔积液不再"疑难"

【案例经过】

患者庞某,男,24 岁,因咳嗽 2 个月余入院。患者 2 个月前无明确诱因出现咳嗽,干咳为主,夜间明显,痰少,咳白色黏液痰,尚易咳出,一直未予以重视,间断自服止咳药(具体药物不详),未见好转,一周前至当地医院就诊,查胸部 CT 示:双肺间质性改变,左侧胸腔积液,血常规:白细胞计数 $11.0 \times 10^9/L$,中性粒细胞计数 $7.4 \times 10^9/L$。予以输液治疗(具体药物不详)6 天,亦未见明显好转,仍有咳嗽,遂来我院就诊,今收入院进一步诊治。病程中患者体格检查:左肺叩诊呈浊音。临床初步诊断:左侧胸腔积液原因待查,考虑:①肺炎旁胸腔积液;②结核性胸腔炎;③恶性胸腔积液。可行痰及胸腔积液细胞学检查、血清肿瘤标志物提供诊断依据。患者抽取胸腔积液送检,CEA 均有升高,胸腔积液中查见可疑癌细胞(图 29-1),但患者较年轻,需结合临床或做进一步检查。细胞室将胸腔积液制备多张液基薄片,利用免疫细胞化学方法标记 CEA、TTF-1、MC、CR 的表达(图 29-2)。结果 CEA、TTF-1 肿瘤细胞强阳性、间皮细胞阴性;MC、CR 间皮细胞阳性、肿瘤细胞阴性,因此诊断为胸腔积液癌细胞转移。

【形态学检验图谱】

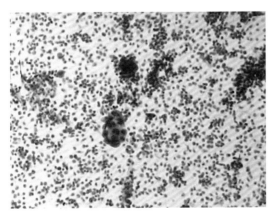

图 29-1 胸腔积液液基薄片中可见少数异型细胞 (巴氏染色 ×100)

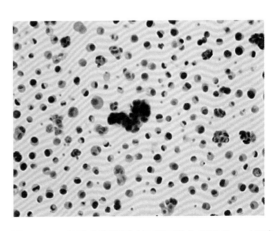

图 29-2 TTF-1 强阳性(免疫细胞化学染色 ×100)

【分析与体会】

胸腔积液中非典型间皮细胞与腺癌细胞难以鉴别的原因,一是在慢性炎症、放疗、化疗及肿瘤的刺激下间皮细胞呈现一定的异型性,核略增大,核仁明显,染色质稍浓,可呈假腺腔样、梅花状或桑葚状排列[1],二是腺癌细胞在积液中无组织及器官构架的束缚而自由漂浮和增生甚至经几代繁殖,失去了原来在组织中的形态特征,当胸腔积液内的癌细胞异型性不明显或数量较少时,仅凭光镜与反应性间皮细胞几乎无法鉴别[2-3]。近10年来,随着免疫学方法的不断完善以及抗原纯化和抗体制备技术的提高,免疫细胞化学成为辅助细胞学鉴别诊断积液性质的主要方法。

对于免疫细胞化学染色,国外及国内部分学者多采用细胞蜡块制片进行,而笔者主张在液基薄片上进行。后者采用新鲜标本制片,避免了制蜡块过程中人为损伤造成的抗原大量丢失,保证了标本中可提供足够的抗原量。且不需做高压或微波等特殊处理仍能得到满意的效果,也可避免不必要的脱片。同时涂片背景清晰、透明、血细胞少,很少产生非特异性着色;细胞相对集中,节省抗体;涂片薄,结果容易识别,假阳性率低,并可使用多种抗体标记[4]。

所以本研究加上了TTF-1来进行鉴别诊断。TTF-1是一种组织特异性核转录因子,特异地表达于肺癌和甲状腺癌。由于胸腔积液中转移性腺癌多来自于肺腺癌,甲状腺癌伴发胸腔积液者甚少,因此TTF-1是目前被发现检测肺癌性胸腔积液较为理想的一种肿瘤标志物。理论上讲,只有上皮来源的细胞才能表达TTF-1,非上皮来源的细胞不表达,因此检测TTF-1表达与否有助于确定胸腔积液内细胞的来源。因此结合细胞形态学及免疫细胞化学,可使"可疑"恶性胸腔积液不再"可疑"。

【方先勇副主任技师点评】

临床上,胸腔积液是肺部多种疾病的常见并发症,大多数的肺癌患者首先出现的症状是胸腔积液,因此它具有重要的临床应用价值。但少数病例单独使用细胞形态学难以确诊,主要由于胸腔积液中非典型间皮细胞与腺癌细胞难以鉴别。基于液基细胞学基础上的免疫细胞化学染色无疑为疑难病例的诊断提供客观有效的依据。

参考文献

[1] 何远春,李俊,陈振东.1466例浆膜腔积液细胞学分析.现代肿瘤医学,2008,16(7):1222-1224.

[2] Lee JH,Chang JH. Diagnostic utility of serum and pleural fluid carcinoembr yonic antigen,neuron-specific enolase,and cytokeratin 19 fragments in patients with effusion from primary lung cancer. Chest,2005,128(4): 2298-2303.

[3] Afify AM,Stern R,Michael CW. Differentiation of mesothelioma from adenocarcinoma in serous effusions:the role of hyaluronic acid and CIN4 localization. Diagn Cytopathol,2005,32(3):145-150.

[4] Hoda RS. Non-gynecologic cytology on liquid-based preparations:a morphologic review of facts and artifacts. Diagn Cytopathol,2007,35(10):621-634.

(朱立强,邮箱:xzzlq1678@163.com)

30. 多浆膜腔积液患者胸腔积液中查见淋巴瘤细胞

【案例经过】

患者,男,68岁,2个月前发现阴囊增大,无触痛,半卧后不消失,不影响小便,未予重视。后自觉双侧阴囊进行性增大,同时伴有胸闷、活动后气促、腹胀等症状。B超提示双侧睾丸鞘膜积液;全身PET-CT:多浆膜腔积液,伴有全身多发软组织肿胀密度影。B超提示胸腔积液,予以胸腔穿刺术,送检胸腔积液细胞形态学检查查见淋巴瘤细胞约占95.0%,此类细胞大小不一,胞质深染,着色不均匀,胞核大,常偏位,可见双核(图30-1),染色质粗糙不均,核仁大而明显,易见核分裂象(图30-2)。两次送检,查见淋巴瘤细胞均大于90.0%。遂联系临床行CT引导下胸壁高代谢病灶穿刺活检术,术后病理及免疫组织化学提示:B细胞淋巴瘤,倾向于浆母细胞性弥漫性大B细胞淋巴瘤。结合症状及相关检查,最后诊断为非霍奇金淋巴瘤(浆母细胞性弥漫性大B细胞淋巴瘤)ⅣA期。

【形态学检验图谱】

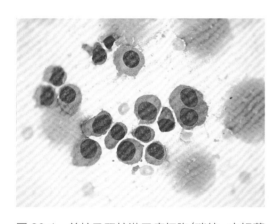

图30-1 单核及双核淋巴瘤细胞(瑞特-吉姆萨染色 ×1000)

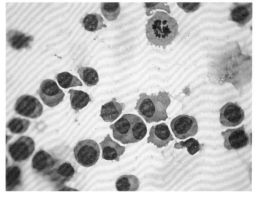

图30-2 淋巴瘤细胞的核分裂象(瑞特-吉姆萨染色 ×1000)

【分析与体会】

弥漫性大B细胞淋巴瘤(diffuse large B-cell lymphoma,DLBCL)可以原发淋巴结或原发结外病变起病,常见典型症状有进行性颈部淋巴结肿大或腹部肿块。而超过50.0%的患者诊断时有结外病变侵犯,任何器官均可涉及,最常见部位为胃肠道,也可侵犯睾丸、心包、纵隔等部位,表现为睾丸鞘膜积液、多浆膜腔积液。该病的确诊赖于病理活检及免疫组织化学。由于该病结外病变常见,临床上常有不典型表现,体征上也不明显,根据病史特点考虑淋巴瘤的初步诊断较困难。因此,在浆膜腔积液常规细胞形态学检查中检出淋巴瘤细胞可以为临床诊断提供依据。

多浆膜腔积液是一种常见的临床现象,即患者在病程中同时或相继出现胸、腹腔积液及心包积液。最常见病因为:恶性肿瘤、结缔组织疾病、结核、肝硬化、心功能不全等。其中约20%~30%病例为恶性肿瘤,较常见的有卵巢癌、肺癌、肝癌及其他消化道肿瘤,血液系统肿瘤如淋巴瘤不容忽视。

【周道银主任技师点评】

多浆膜腔积液的常规细胞形态学检查,查见淋巴瘤细胞诊断恶性淋巴瘤,文献已有报道,其灵敏度、特异度均在90%以上。常规浆膜腔积液中淋巴瘤细胞形态特征性强,对于鉴别积液性质、查找病因具有重要的参考诊断价值。

(唐文潇,邮箱:xiaoxiaoangel@foxmail.com)

31. 恶性胸腔积液伴嗜酸性粒细胞、嗜碱性粒细胞增高

【案例经过】

患者,男,69岁。1个月前出现咳嗽、流涕等感冒症状未予重视,3天前出现气喘。当地医院行胸部 CT 检查示:右上肺占位,右侧胸腔积液;右上肺支扩伴感染、左肺门影增大。为进一步诊治遂来我院,以"肺占位"收入院。入院后行胸腔壁式引流,放出 800ml 血性积液并送检,胸腔积液混浊,蛋白阳性,细胞总数 $47\,000.0 \times 10^6$/L,有核细胞计数 3100.0×10^6/L,中性粒细胞 2%,淋巴细胞 60%,巨噬细胞 8%,嗜酸性粒细胞 15%,嗜碱性粒细胞 15%;涂片染色后镜检,发现癌细胞(图 31-1,图 31-2)。后行 CT 引导下经皮肺穿刺活检,免疫组织化学示右上肺腺癌。

【形态学检验图谱】

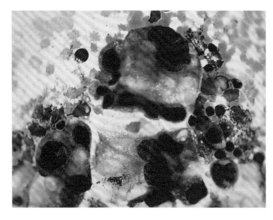

图 31-1　嗜酸性及嗜碱性粒细胞围绕肿瘤细胞(瑞特 - 吉姆萨染色 ×1000)

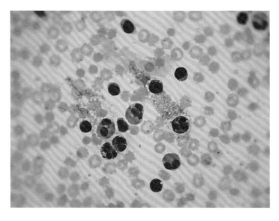

图 31-2　胸腔积液嗜酸性、嗜碱性粒细胞增高(瑞特 - 吉姆萨染色 ×1000)

【分析与体会】

胸腔积液中嗜酸性粒细胞≥10%,称嗜酸性粒细胞增多性胸腔积液(eosinophils in pleural effusion,EPE),嗜碱性粒细胞≥5%为嗜碱性粒细胞增多性胸腔积液;前者多见于气胸、肺嗜酸性粒细胞浸润症、恶性肿瘤、肺梗死、反复穿刺、肺炎、结核、寄生虫感染和过敏性疾病,后者多见于恶性积液、手术后积液、特发性积液、药物过敏、寄生虫感染及创伤等。

在临床工作中,恶性积液伴嗜酸性粒细胞增高较为常见,如本例嗜酸、嗜碱性粒细胞同时增高的病例较为少见。肿瘤细胞能自身合成嗜酸性粒细胞趋化因子,使嗜酸性粒细胞做趋向性运动向肿瘤灶聚集,嗜酸性粒细胞的过氧化物酶系统对恶性肿瘤细胞具有细胞毒作用,一些研究认为肿瘤伴嗜酸性粒细胞增多是预后良好的指标。而引起嗜碱性粒细胞增高的机制可能是癌细胞产生类似细胞集落刺激因子的物质,促使嗜碱性粒细胞加速增殖、分化、成熟、释放,致使积液中嗜碱性粒细胞增高。此类细胞的增高对疾病的预后是否有指导价值,有待调查研究。

【周道银主任技师点评】

在日常工作中,恶性积液伴嗜酸性粒细胞增高较为常见,嗜酸性并嗜碱性粒细胞同时增高的病例较为少见。这两类细胞同时增高的原因,及其与疾病预后的关系,还有待进一步研究。

(朱俊,邮箱:zjhuun@163.com)

32. 网织红细胞假性增高源于疟原虫干扰

【案例经过】

患者男性,22岁,1周前从非洲打工回家,6天前因发热、头痛、乏力等于当地医院急诊室就诊,诊断为感冒,行静脉点滴治疗(具体药物不详)后,出现高热,寒战,头痛加剧等。转入我院急诊科就诊。查体:T 39.2℃,P 22次/分,R 30次/分,BP 120/60mmHg,呼吸困难,急性病容,烦躁;皮肤巩膜无黄染,全身表浅淋巴结未扪及肿大;颈静脉正常;心律齐,各瓣膜区未闻及杂音;双肺呼吸音清,未闻及干湿啰音。

实验室检查:血液常规检查:RBC 2.3×10^{12}/L,HGB 75.0g/L,WBC 5.2×10^9/L,PLT 6.0×10^9/L,中性分叶0.6,中性带状核0.01,淋巴细胞0.3,单核细胞0.1,RET 156‰(0.568×10^{12}/L),LFR 96.1%,MFR 1.9%,HFR 2.0%。由于贫血和网织红细胞高,进行血涂片人工镜检时,发现大量疟原虫环状体(图32-1,图32-2)。

【形态学检验图谱】

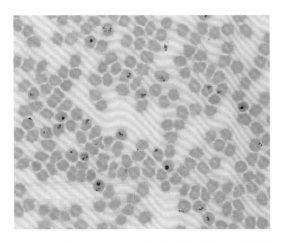

图 32-1　外周血涂片可见大量染色质染色呈深蓝色的环状体(瑞特 - 吉姆萨染色 × 1000)

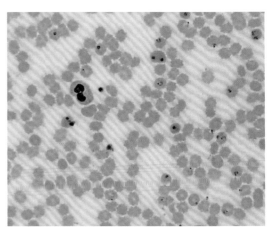

图 32-2　外周血涂片可见大量染色质染色呈深蓝色的环状体(瑞特 - 吉姆萨染色 × 1000)

【分析与体会】

　　疟疾患者大部分存在不同程度的贫血,网织红细胞计数成为这类患者较常用的检测项目。由于红细胞内期疟原虫从环状体到成熟裂殖体的生长过程中,被寄生的红细胞的 RNA 也增加,故红细胞内疟原虫可引起网织红细胞假性增高[1]。当发现血液标本网织红细胞计数结果显著增高时,一定要进行血液涂片,人工镜检,在镜检时仔细观察有无疟原虫存在避免漏检。

【箴言】

　　当发现疟原虫引起网织红细胞假性增高时,应对其进行校准[2],其校准方法:制作血片使用瑞吉染色后,对其进行疟原虫计数,计数百分率;将仪器计数的网织红细胞数减去人工计数的疟原虫百分数即可。

参考资料

[1] 曾素根,贾永前,周静,等.红细胞内疟原虫对仪器法检测网织红细胞的影响.中华检验医学杂志,2005,28(9):964.

[2] 曾素根,曾婷婷,江虹,等.红细胞内疟原虫干扰网织红细胞计数纠正方法的研究.检验杂志,2010,25(3):124-125.

(毛志刚,邮箱:mzg101@163.com)

33. 肝硬化患者腹水中的肿瘤细胞

【案例经过】

患者,男,62岁,10余年前体检发现HBsAg阳性,5个月前患者无明显诱因感乏力、腹胀、食欲缺乏,伴胸闷、气急,双下肢水肿。当地医院按"肝硬化"给予对症支持治疗,住院期间治疗效果不佳。多次行腹腔穿刺术均引流出血性腹水,进一步查腹水抗酸杆菌、结核DNA检查均阴性,考虑不能排除结核性腹膜炎可能,建议行腹膜活检或诊断性抗结核治疗,患者家属表示拒绝。遂转至我院进一步诊疗,送检腹水至我科室,该患者腹水呈粉红色,混浊,蛋白质(+++),细胞总数 92 822.0×10^6/L,有核细胞数 3822.0×10^6/L,中性粒细胞 8.0%,淋巴细胞 58.0%,巨噬细胞 34.0%,细胞学检查查见部分细胞胞体大,形状不规则,胞质深染,着色不均,细胞核大且形状不规则,染色质呈条索状但结构紊乱,核仁深染易见,根据形态提示为癌细胞(图 33-1,图 33-2)。2次送检,均查见癌细胞。上腹部CT增强提示:肝门及腹腔团块,肿瘤可能。临床考虑肝癌可能,进一步通过肝组织病理诊断为:肝细胞性肝癌,结节性肝硬化。

【形态学检验图谱】

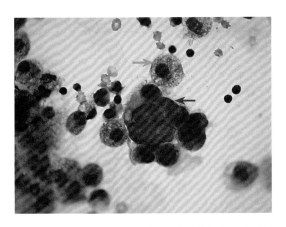

图 33-1　腹水细胞学检查(瑞特 - 吉姆萨染色 ×1000)
　　蓝色箭头指示巨噬细胞,红色箭头指示癌细胞

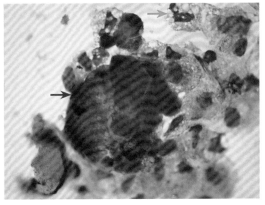

图 33-2　腹水细胞学检查(瑞特 - 吉姆萨染色 ×1000)
　　蓝色箭头指示巨噬细胞,红色箭头指示癌细胞

【分析与体会】

腹水是一种常见的临床综合征,可由多种疾病引起,以肝硬化较为多见,其次是肿瘤与结核性腹膜炎等。肝硬化腹水常为漏出液,而肿瘤与结核性腹膜炎性腹水常为渗出液。本例患者腹水为渗出液,我们通过离心、涂片、染色镜检,在腹水中发现了癌细胞,直接排除了结核等疾病,把腹水产生原因锁定在肿瘤性疾病上,减少了鉴别诊断所花费的时间和费用。

我国是肝癌大国,诊疗形势十分严峻。我国肝癌患者中约90%有HBV感染的背景,HBV感染→慢性肝炎→肝硬化→肝癌是最主要的发病机制。原发性肝癌最新诊疗指南仍以病理学诊断为金标准,包括肝脏占位病变或肝外转移病灶或手术切除组织标本经病理组织学和(或)细胞学检查确诊。肝硬化失代偿期门脉高压往往会导致腹腔积液。在我国,80%以上原发性肝癌患者合并有肝硬化。因此,肝硬化和肝癌患者均常伴有腹水,腹水若性质不明,处理不当,非但延误治疗,而且直接影响患者生存率。

腹水常规细胞形态学检查可用于不同病因引起的漏出液与渗出液的鉴别。如肝硬化、心衰等引起的漏出液;结核、细菌、真菌感染、创伤和肿瘤等引起的渗出液。恶性积液约占所有积液的20%~30%。对于积液原因待查患者,检出恶性细胞的信息报告,临床医生通常于第一时间优于其他检查获得结果回报。

(唐文潇,邮箱:xiaoxiaoangel@foxmail.com)

34. 腹水中的"恶性细胞"一定是"癌细胞"吗?

【案例经过】

患者,男,53岁,1年前无明显诱因出现腹痛,起初为隐痛,局限于剑突下,近日呈进行性加重,性质逐渐转为绞痛,伴排便、排气停止。腹部增强CT示腹腔积液,小肠套叠头部黏膜增厚,考虑占位。以"小肠占位"收治我院普外科,住院期间行腹腔穿刺引流术,抽出血性乳糜状液体送检腹水常规,蛋白质(++),细胞总数15 500.0×10⁶/L,有核细胞480.0×10⁶/L,中性粒细胞17.0%,淋巴细胞53.0%,巨噬细胞5.0%,查见恶性细胞25.0%,此类细胞大小不一,形态不规则,胞质丰富、深染,着色不均,易见细小密集的空泡,部分胞质呈蜂巢样改变,胞核大,染色质粗细不均,核仁明显,部分胞核也呈蜂巢样空泡改变(图34-1,图34-2)。结合细胞学特点考虑血液系统肿瘤。立即联系临床,进行了腹水流式细胞学检查,请血液内科会诊,结合细胞免疫学结果诊断为"间变性大细胞淋巴瘤累及腹腔",并转至血液科进一步治疗。

【形态学检验图谱】

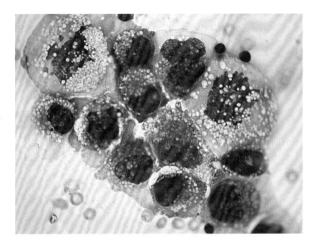

图 34-1　腹水中的恶性细胞
（瑞特 - 吉姆萨染色 ×1000）

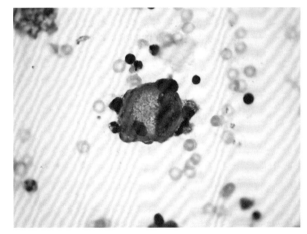

图 34-2　腹水中的恶性细胞
（瑞特 - 吉姆萨染色 ×1000）

【分析与体会】

　　在对该患者腹水细胞进行形态学观察时，经验丰富的老师发现大量恶性细胞，更重要的是发现其形态学特点更倾向于血液系统肿瘤，而非实体肿瘤的腹腔转移，积极联系临床，为患者找到了指导化疗方案的真正病因。故除细胞形态学外，如流式细胞术等免疫学检查方法亦对血液系统肿瘤的鉴别起重要作用。

　　恶性肿瘤是总称，而癌症是恶性肿瘤中的一大类。医学上把来源于上皮组织的肿瘤称为癌，如鳞癌、腺癌、导管癌、肝细胞癌等。除了癌症还有：血液系统来源的恶性肿瘤，根据恶性细胞的起源不同分为淋巴瘤、白血病等；软组织来源的称为肉瘤，如骨肉瘤、脂肪肉瘤、纤维肉瘤等；还有一些胚胎生殖细胞来源的称为瘤，如卵黄囊瘤、精原细胞瘤等；还有一些母细胞来源的肿瘤称为母细胞瘤。

【周道银主任技师点评】

　　在体液细胞形态学检查工作中对于恶性肿瘤与癌症区分这个问题一定要重视。发现肿瘤细胞,应根据其形态特点进行报告,确定为上皮组织的恶性肿瘤时可报告为"癌细胞",血液淋巴系统来源的恶性肿瘤时可报告为"淋巴瘤细胞",不确定其来源的恶性肿瘤细胞建议报告为"恶性细胞",以免误导临床对疾病的诊断。

(杨静文,邮箱:294346526@qq.com)

35. 痰嗜酸性粒细胞检查——"小"检查,"大"用处

【案例经过】

患者,男,43岁,反复发作性咳嗽1年。1年前无明显诱因下出现阵发性咳嗽,每月一两次,日间夜间均出现,睡前发作频繁,咳大量白色稀薄痰,并有胸闷,咽喉及胸部紧束感,夜间有时可闻及肺部"哮鸣音",未予以重视及治疗。近两个月咳嗽症状频繁,咳痰量多,仍为白色浆液性痰,每周两三次,无明显规律性,同时伴有体重明显下降。有过敏性鼻炎及肺结核病史。

外周血嗜酸性粒细胞百分比9.9%,嗜酸性粒细胞计数0.6×10^9/L,略高于参考范围,其余检查均正常。怀疑可能为过敏或哮喘等原因引起。给患者行痰诱导,于2小时内送至检验科进行嗜酸性粒细胞检查。共送检2次,均为白色黏液性痰,嗜酸性粒细胞分别为50.0%和46.0%(图35-1,图35-2),高度怀疑为咳嗽变异性哮喘(cough variant asthma,CVA)。联合肺功能检查和支气管舒张试验,患者最终确诊为咳嗽变异性哮喘,给予布地奈德福莫特罗粉吸入剂(信必可)气道吸入治疗及孟鲁司特钠(顺尔宁)口服,咳嗽症状明显缓解。

【形态学检验图谱】

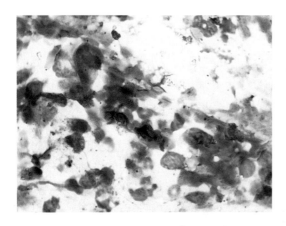

图35-1 痰中嗜酸性粒细胞(瑞特-吉姆萨染色 ×1000)

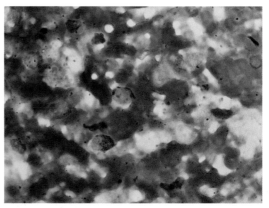

图35-2 痰中嗜酸性粒细胞(瑞特-吉姆萨染色 ×1000)

【分析与体会】

CVA 是一种以慢性咳嗽为主要或唯一临床表现的特殊类型哮喘。其发病机制多数认为与持续性的气道炎症及气道高反应性有关,是炎细胞、炎性递质参与的气道慢性炎症,其中嗜酸性粒细胞起了重要作用。CVA 在临床上常缺乏典型的哮喘所具有的发作性胸闷、喘息、呼吸困难等临床症状,体征也缺乏典型性。肺功能、支气管激发及舒张试验有重要的参考价值,但是肺功能检查费用昂贵,也受患者的主观影响,特别是老年人,而且激发试验可能使患者的症状加重。而诱导性的痰嗜酸性粒细胞检查具有安全、可靠、无创等优点。

在遇到仅主诉为长期咳嗽的患者,研究其咳嗽原因时,痰嗜酸性粒细胞检查具有较大的临床意义。连续动态监测诱导痰嗜酸性粒细胞变化,有助于了解 CVA 患者气道炎症程度,并根据其气道炎症情况制定并调整相应的治疗方案,有利于早期诊断、正确治疗,防止其发展为典型哮喘。

痰嗜酸性粒细胞检查,不需要先进的仪器,采用的是人工显微镜下细胞分类计数,但对操作者有较高的技术要求。

【箴言】

不要忽视临床上手工检查项目,特别是一些形态学检查,特别是年轻检验工作者,日常注重这方面的培训。

【张丽霞副主任技师点评】

痰嗜酸性粒细胞检查,因为收费低,手工操作,费时费力,很多医院都没有开展。但对临床疾病的诊断特别是哮喘有重大意义,"小"检查,却有大用处。因此检验科在检验项目的设定上,不能只瞄准利益,应该更多考虑的是为临床服务。

(丁红梅,邮箱:dinghongmei20@163.com)

36. 易误判为红细胞的草酸钙

【案例经过】

患者,男,35 岁,腹痛半天入院,既往有尿路结石病史。血液分析、肝功、肾功均正常。尿干化学潜血弱阳性,尿沉渣显示红细胞 10 个 /μl,审核结果时发现结果存在问题。当即离心后人工镜检:红细胞 0~1 个 /HP、草酸钙结晶(++)(图 36-1)。后经跟踪该患者被诊为肠梗阻,与检验结果相符。

【形态学检验图谱】

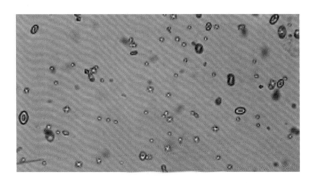

图 36-1　尿离心后涂片镜下见大量草酸钙结晶

【分析与体会】

　　尿结晶检查是尿沉渣检查的内容之一,除包括草酸钙、磷酸钙、磷酸镁铵、尿酸及尿酸盐等结晶外,还包括磺胺类及其他药物析出的结晶。尿液中的结晶可包括代谢性和病理性两种。草酸钙结晶在尿中产生过多就会析出形成块状结石。草酸钙结晶大小不一,本例患者草酸钙结晶与红细胞大小接近,尿沉渣仪将草酸钙结晶误认为红细胞。所以形态学检测需设定复检规则,镜检是唯一标准,避免漏检。

(刘洁,邮箱:2434375818@qq.com)

37. 抽丝剥茧鉴肝损,抗线粒体抗体助一臂之力

【案例经过】

　　12 天前,64 岁女性患者张某无明显诱因出现全身乏力,尿黄,皮肤巩膜黄染,上腹饱胀不适,消瘦,在当地医院查血生化:总胆红素 76.5μmol/L,结合胆红素 55.1μmol/L,非结合胆红素 21.4μmol/L,丙氨酸氨基转移酶 819.9U/L,天冬氨酸氨基转移酶 742.4U/L,γ-谷氨酰转肽酶 125.6U/L,碱性磷酸酶 188.1U/L,乙肝五项正常,甲肝、丙肝抗体正常。近 3 年来患者每 1.5 个月染发 1 次,2006 年行过胆囊切除术,遂以肝损害待查收入我院进一步诊治。患者既往无肝炎病史,外院已行相关检查,入院后再次复查相关指标,排除病毒性肝炎;有长期染发史,但患者染发时间久,可能性小;老年女性,肝功能异常,需要考虑自身免疫性肝炎,行自身免疫指标检查:ANA 线粒体型 1∶320(IIF),抗线粒体抗体(anti-mitochondrial antibody,AMA)M2 亚型阳性(图 37-1~ 图 37-4),考虑为原发性胆汁性肝硬化(primary biliary cirrhosis,PBC),需要长期口服熊去氧胆酸,经过两周保肝降酶利胆等治疗,患者的不适症状得到改善,复查提示肝功能明显好转。

【形态学检验图谱】

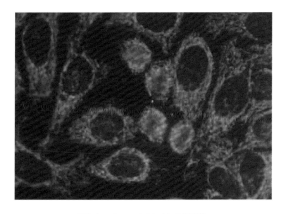

图 37-1 AMA 荧光图谱

HEp-2 细胞胞质内出现粗颗粒型荧光,细胞核内不着色,分裂期染色体阴性

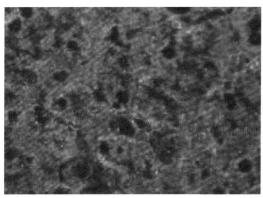

图 37-2 AMA 荧光图谱

灵长类肝组织中肝细胞胞质呈颗粒性荧光,整个视野呈细沙状

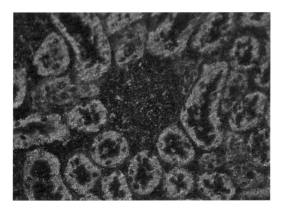

图 37-3 AMA 荧光图谱

胃组织切片中肾小管出现明显荧光,肾小球荧光较弱

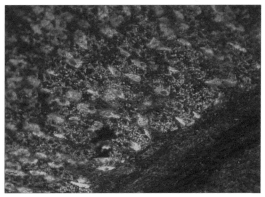

图 37-4 AMA 荧光图谱

胃组织切片中壁细胞明显荧光,主细胞荧光较弱

【分析与体会】

　　PBC 是一种病因未明的慢性进行性胆汁淤积性肝脏疾病。其病理改变主要以肝内细小胆管的慢性非化脓性破坏、汇管区炎症、慢性胆汁淤积、肝纤维化为特征,最终发展为肝硬化和肝衰竭。多见于中老年女性,男女比例约为 1∶9。本例患者属于 PBC 早期,临床症状较轻,容易引起误诊或延迟诊断,通过多方面排查,患者能及时得到诊治,改善预后。AMA 是 PBC 特征性抗体,存在 9 种亚型,与 PBC 密切相关的是 M2、M4、M9,其中 M2 对 PBC 的诊断最具有特异性,同时结合血清碱性磷酸酶、γ 谷氨酰转肽酶等生化指标,可明显提高 PBC 的确诊率。AMA 检测方法包括 IIF、免疫印迹法及 ELISA 等,其诊断 PBC 特异性和敏感性均达 90%~95%,而 M2 对 PBC 的敏感性和特异性均超过 95%。IIF 检测 AMA 有多种基质片,包括大鼠肾脏、胃、肝脏的冰冻组织切片及 HEp-2 细胞,起相互补充和验证作用,AMA 阳性

细胞的胞质中呈现细到粗的颗粒状荧光,其中大鼠肾为 AMA 的标准基质片。

(严孝岭,邮箱:yxllxyj@163.com)

38. 从鼻塞到多器官衰竭,肉芽肿性血管炎来势凶猛

【案例经过】

60 岁男性患者杨某,有鼻窦炎病史,1 个月前无明显诱因下出现鼻塞伴脓鼻涕,并进行性加重,出现头痛发热,在外院抗感染治疗效果差,于 2014 年 4 月 2 日收入我院,行经鼻内镜鼻窦手术后仍咳嗽伴反复发热,予抗感染治疗后未见明显好转。胸腹部增强 CT 示尿常规示"两肺胸膜下多发病变,右侧少量胸腔积液"。4 月 15 日于 CT 引导下行右上肺病灶穿刺活检术,术中行胸部 CT 平扫见肺部病变进展明显,术后出现咯血,呼吸困难,多脏器功能损害,病情危重。查尿常规示红细胞计数 1 240 000 个 /ml,多形型占 90.0%;血常规示白细胞、中性粒细胞绝对值、中性粒细胞比例升高,重度贫血,红细胞平均体积、红细胞平均血红蛋白浓度、红细胞平均血红蛋白量均正常,间接免疫荧光法(indirect immunofluorescence,IIF)检测抗中性粒细胞胞浆抗体(antineutrophil cytoplasmic antibodies,ANCA)呈胞质型(cytoplasmic,cANCA)(图 38-1~ 图 38-4),进一步 ELISA 查抗蛋白酶 3(proteinase3,PR3)阳性。请病理科重新阅片,考虑为"肉芽肿性血管炎(granulomatosis with polyangiitis,GPA),予甲泼尼龙、复方环磷酰胺诱导缓解,同时抗感染、护肾治疗,并行甲泼尼龙冲击治疗 3 天,肺部感染症状较入院时明显好转,病情逐渐稳定。

【形态学检验图谱】

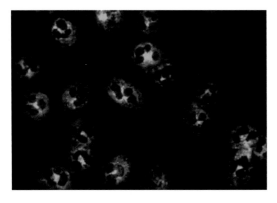

图 38-1　血清 cANCA 荧光图谱
乙醇固定的中性粒细胞胞质呈弥散的细颗粒荧光,叶核轮廓清晰,分叶核之间荧光增强

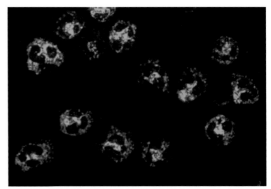

图 38-2　血清 cANCA 荧光图谱
甲醛固定的中性粒细胞与乙醇固定的荧光图形一致

图 38-3　血清 cANCA 荧光图谱
HEp-2 细胞无荧光

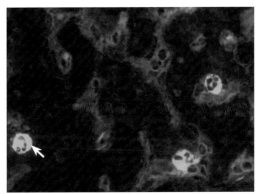

图 38-4　血清 cANCA 荧光图谱
灵长类肝组织血窦中的中性粒细胞胞质荧光加强

【分析与体会】

GPA 既往称为韦格纳肉芽肿,是累及呼吸道的肉芽肿性炎症,涉及小到中血管的坏死性血管炎,常累及全身多个脏器系统,尤以肾、肺损伤多见,若不积极治疗病死率高达 80%[1-2]。治疗原则为早期诊断,早期治疗,但容易误诊和漏诊。目前 GPA 的诊断标准仍采用 1990 年美国风湿病学院分类标准,在 2011 年 CHCC 大会上讨论了将 ANCA 作为血清学标志纳入 GPA 诊断标准的可行性。IIF 是检测 ANCA 的参考方法或标准方法,乙醇固定的中性粒细胞是 IIF 检测 ANCA 的标准实验基质,以此基质至少可区分与 GPA 相关的胞浆型 cANCA 和对多种疾病具有提示作用的核周型(perinuclear,pANCA)。在甲醛中 cANCA 出现和乙醇中相同的胞质型荧光。由于抗核抗体(antinuclear antibody,ANA)阳性会对 ANCA 的结果产生干扰,因而需增加 HEp-2 细胞和灵长类肝组织加以区分,如仅 ANA 阳性在 HEp-2 细胞中可出现典型的荧光,而甲醛固定的粒细胞无荧光;如 ANA 与 ANCA 同时阳性,则肝血窦中的粒细胞荧光强度比肝细胞更强。

参考文献

[1] Flossmann O,Berden A,de Groot K,et al. Long-term patient survival in ANCA-associated vasculitis. Ann Rheum Dis,2011,70:488-494.

[2] Itabashi M,Takei T,Yabuki Y,et al. Clinical outcome and prognosis of anti-neutrophil cytoplasmic antibody-associated vasculitis in Japan. Nephron Clin Pract,2010,115:c21-c27.

(吴云娟,邮箱:wu_yun_juan@163.com)

39. 系统性红斑狼疮现形记
——抗核抗体筛查不可或缺

【案例经过】

19 岁女孩邰某,2 年前无明显诱因突现全身紫癜,当时在外院拟诊为:免疫性血小板减少症。近 1 个月患者开始出现面部红斑,双手多处皮疹,该院予以中药 + 泼尼松治疗,效果不佳。1 周前患者出现腹部疼痛至我院就诊。查 WBC 5.8×10^9/L,HR 97.9/L,PLT 95.0×10^9/L,尿 PRO(++),CRP 23.8mg/L,补体 C3 0.3g/L,ANA 均质型 1:1000(图 39-1~ 图 39-3),抗双链 DNA(double stranded DNA,dsDNA)抗体阳性 1:100,抗核小体抗体阳性,抗 SmD_1 阳性,抗 P0 阳性,明确诊断为系统性红斑狼疮(systemic lupus erythematosus,SLE),且为重度活动,患者血管炎皮疹明显,随有出现狼疮脑病的可能,故急需大剂量激素治疗。难以想象若不能及时诊治,这位年轻小姑娘的身心将会受到多大的创伤! 经大剂量激素治疗 3 天,激素减量后加用免疫抑制剂,以及其他对症支持治疗 10 天后,患者血小板明显上升,尿蛋白转阴,面部红斑及皮疹减少,达到理想治疗效果,病情稳定后出院。

【形态学检验图谱】

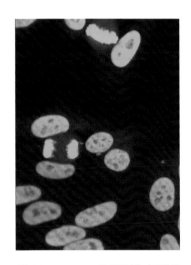

图 39-1 ANA 均质型荧光图谱 HEp-2 细胞分裂间期核均匀着染荧光,核仁部分可不着色,分裂期细胞的浓缩染色体荧光增强

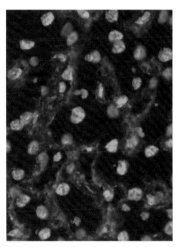

图 39-2 ANA 均质型荧光图谱 灵长类肝组织中肝细胞核均匀着染,边缘规则,整个视野似密布的树叶状

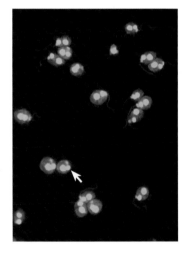

图 39-3 ANA 均质型荧光图谱 绿蝇短膜虫动基体均匀着色或边缘亮度增强

【分析与体会】

SLE 是一种多发于青年女性的累及多脏器的自身免疫性结缔组织病,临床表现复杂多样。ANA 的检测在该病的诊断、鉴别诊断、评估疗效和预后中具有较大的意义。目前常用 IIF 作为总 ANA 筛选,联合使用 HEp-2 细胞和灵长类肝组织切片这两种基质,通过比较 HEp-2 细胞和肝组织切片上出现的荧光形态,可区分许多抗核抗体。常见的荧光形态有均质型、斑点型和核膜型等,可对自身免疫性疾病的鉴别诊断起提示作用,如高滴度的均质型主要见于 SLE 患者。抗 dsDNA 抗体是 SLE 患者的特征性标志抗体,为 SLE 重要的诊断标准之一,在 HEp-2 细胞中表现为均质型荧光,在以绿蝇短膜虫作为基质时表现为动基体均质的或边缘亮度增强的荧光,而细胞核或尾基体的荧光不作为判断标准。本案例中患者主要表现为早期血液系统及肾脏受累为主,ANA 和抗 dsDNA 阳性且滴度较高,结合血管炎、皮疹、低补体等表现提示为重度活动性系统性红斑狼疮,及时采取相应措施,对疾病的诊断和病情评估起了举足轻重的作用。

(吴云娟,邮箱:wu_yun_juan@163.com)

40. 诊断类风湿性关节炎,类风湿因子岂是万能?

【案例经过】

患者张某,女,52 岁,半年前出现右手腕关节,拇指掌指关节疼痛、肿胀,未予特殊处理,近 3 个月出现晨僵,持续 8 小时余,逐渐出现右手对掌功能障碍,拿捏不稳,母亲有“风湿病”史。患者于外院查类风湿因子(rheumatoid factor,RF)<20.0U/ml,抗链球菌溶血素 O(anti streptolysin,ASO)57.3IU/L,C-反应蛋白(C-reactive protein,CRP)2.5mg/L,抗环瓜氨酸肽(cyclic citrylinated peptide,CCP)抗体 >200.0RU/L,吃尪痹片后疼痛缓解。近 3 天患者自觉肿痛加重,遂入我院就诊。查血沉 25.0mm/h,风湿三项、免疫五项未见异常,抗 CCP 抗体 710.1RU/ml,抗角质蛋白抗体(anti keratin antibody,AKA)阳性(图 40-1),右手 MR 示:右手腕骨内多发斑片状骨髓水肿、骨侵蚀,腕骨间关节积液增多,滑膜增生,右第 2~4 指指间关节间隙稍窄,指骨见骨髓水肿、骨侵蚀。根据其症状及辅助检查结果,明确诊断为类风湿关节炎(rheumatoid arthritis,RA)。由于患者长期未正规治疗,此次症状加重,炎症指标升高,疾病处于活动期。入院后抗炎镇痛、调节免疫,1 周后患者疼痛症状缓解,病情得以控制。

【形态学检验图谱】

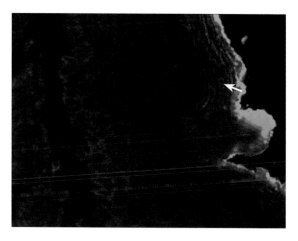

图 40-1　AKA 荧光图谱

【分析与体会】

　　RA 是一种以对称性、多关节炎为主要表现的慢性致残性的自身免疫性疾病。发病 2 年内可出现不可逆的骨关节破坏,女性多发,可发生于任何年龄,以 30~50 岁为发病高峰。RA 的诊断主要依靠临床表现、实验室检查及影像学检查。RF 一直是 RA 分类诊断标准之一,多采用速率散射比浊法检测,虽有较高的阳性率,但由于其缺乏特异性,不利于早期诊断。而抗 CCP 抗体和 AKA 分别采用酶联免疫吸附试验(enzyme linked immunosorbent assay, ELISA)和 IIF 检测,虽敏感性不如 RF,但特异性很高,分别为 90% 和 99%,可弥补 RF 的不足,国内外多数研究表明,三者联合检测的价值显著高于单项检测。RA 特异性 AKA 仅限于上皮角质层较强的线性分层的荧光;其他模式的荧光,包括角质层与其他上皮层(角质基底层、角质棘层)同时阳性荧光,均视为非特异性。2009 年美国风湿病学会(American College of Rheumatology, ACR)和欧洲抗风湿病联盟(European League Against Rheumatism, EULAR)将抗 CCP 抗体也纳入了评分标准。本例患者多次检测 RF 未见异常,但出现高滴度抗 CCP 抗体和 AKA 阳性,结合临床表现和其他辅助检查,即可作出早期诊断,给予缓解病情药(disease modifying antirheumatic drug, DMARDs)能及时控制病情、减少骨关节破坏并改善预后。

　　　　　　　　　　　　　　　　　　　　(吴云娟,邮箱:wu_yun_juan@163.com)

41. 肺结节病:扑朔迷离的鉴别诊断

【案例经过】

　　患者王某,女,69 岁,因反复咳嗽、咳痰 3 个月余,加重 20 天入院。患者 3 个月前受凉后出现阵发性咳嗽,夜间尤甚,咳白色泡沫样痰,伴发热(热峰 39.2℃),无痰中带血,至当地医院查胸片示两肺纹理增多,予抗感染、化痰治疗,体温降至正常,咳嗽咳痰好转。此后咳嗽、咳痰症状反复加重两次,喘息明显,至我院门诊查胸部 CT:①两肺多枚小结节灶;②纵隔多枚淋巴结影,最大短径 1.5cm。入院查体触及双侧腋窝及腘窝处多枚大小不等结节,最大形如黄豆,质韧,活动度好。血常规:白细胞计数 9.3×10⁹/L,中性粒细胞计数 6.4×10⁹/L↑,C- 反应蛋白 22.9mg/L↑,血沉 60.0mm/h↑,尿钙 4.1mmol/L↑,结核菌素试验(++),T-spot 示结核感染 T 细胞 >400pg/ml↑。生化、肿瘤标志物、血管紧张素转化酶正常。痰细菌、真菌、抗酸杆菌涂片、抗核抗体(ANA)、抗 ENA 抗体、抗中性粒细胞胞浆抗体阴性。纤维支气管镜检查:左主支气管近上下叶分叉 8 点方向可见一结节状新生物,表面坏死,左上下叶开口黏膜呈浸润性改变,可见新生物完全阻塞,表面坏死。组织病理学检查(我院):(左主支气管)肉芽肿性炎伴坏死(图 41-1),抗酸染色(-)、PAS 染色(-)。胸科医院病理示支气管黏膜慢性炎,黏膜下肉芽肿性病变,多核巨细胞反应,小灶凝固性坏死(抗酸阴性,PAS 阴性)。患者喘息症状明显,给予甲泼尼龙抗炎及抗感染、化痰治疗后,患者咳嗽咳痰、喘息症状明显改善,同时患者双侧腋窝及腘窝处结节大部分消失。复查胸部 CT:两肺多枚结节,部分病灶较前吸收变淡;纵隔、肺门多发肿大淋巴结,较前减小。

【形态学检验图谱】

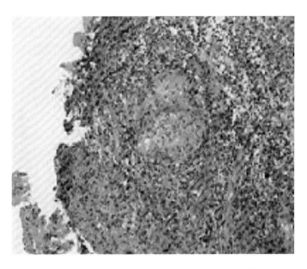

图 41-1　经支气管镜病理活检示(左主支气管)肉芽肿性炎伴坏死

【分析与体会】

结节病是一种肉芽肿炎症性疾病,病因不明,以侵犯肺实质为主,可累及几乎全身每个器官,部分病例呈自限性,大多预后良好。结节病早期常见的呼吸道症状和体征有咳嗽、无痰或少痰,可有乏力、低热、盗汗、食欲减退、体重减轻等。病变广泛时可出现胸闷、气急,甚至发绀。血液检查无特异性变化,可有血沉增快、血清 IgG 和 C- 反应蛋白增高等;在活动期可有淋巴细胞中度减少、血钙、血清尿酸、血清碱性磷酸酶、血清血管紧张素转化酶、血清中

白介素 -2 受体(IL-2R)和可溶性白介素 -2 受体(sIL-2R)升高,对诊断和判断活动性有参考意义。约 2/3 结节病患者对 5IU 结核菌素的皮肤试验呈阴性或极弱阳性。异常的胸部影像学表现常是结节病的首要发现,典型改变为双侧对称性肺门淋巴结明显肿大,边界清晰,密度均匀;肺部病变多数为两侧弥漫性网状、网结节状、小结节状或片状影,后期可发展成肺间质纤维化或蜂窝肺。活体组织检查是诊断结节病的重要方法,病理特点是非干酪样坏死性类上皮肉芽肿。肉芽肿的中央部分主要是多核巨噬细胞和类上皮细胞,后者可融合成朗汉斯巨细胞。周围有淋巴细胞浸润,而无干酪样病变。在巨噬细胞的胞质中可见有包涵体,如卵圆形的舒曼(Schaumann)小体、双折光的结晶和星状小体(asteroid body)。初期病变可有较多的单核细胞、巨噬细胞、淋巴细胞等炎性细胞浸润,累及肺泡壁和间质。随病情进展,炎性细胞减少,非特异性的纤维化逐渐加重。然而,类上皮肉芽肿的组织形态学并非结节病的特异性表现,也可见于分枝杆菌和真菌感染,或为异物、外伤的组织反应,亦可见于铍肺、第二期梅毒、淋巴瘤和外源性变态反应性肺泡炎等。故结节病的诊断除需符合:①患者的临床表现和影像表现与结节病相符;②活检证实有非干酪样坏死性类上皮结节;③除外其他原因引起的肉芽肿性病变。其中,最难与之鉴别的即为肺结核。

本例患者以咳嗽咳痰及发热为首发症状,PPD 及 T-spot 均为阳性,文献报道 PPD 与 T-spot 在肺结核患者中的特异性分别约为 60% 和 80% 以上,结核组双阳性率为 82%,非结核组双阴性率为 84%。但结核患者胸片活动性病灶多位于肺的中上部,且肺门淋巴结肿大一般为单侧性。该患者活检提示肉芽肿性炎伴坏死,经抗感染、化痰、甲泼尼龙抗炎治疗后,临床症状明显改善,同时患者双侧腋窝及腘窝处结节大部分消失。复查胸部 CT:两肺多枚结节,部分病灶较前吸收变淡;纵隔、肺门多发肿大淋巴结,较前减小。且随访 3 个月症状渐自行缓解,更加支持结节病诊断。

【黄茂主任医师点评】

纤维支气管镜及活组织病理学检查为结节病的诊断提供了重要依据,但由于患者扑朔迷离的病情,使之与肺结核难以鉴别,此时摘取多处组织活检可提高诊断的阳性率。同时,临床经验性治疗及随访观察显得尤为必要。

(马元　查王健　刘亚南,邮箱:mayuan1021@126.com)

42. 干酪样肺炎:山重水复疑无路

【案例经过】

患者马某某,女,59 岁,安徽阜阳人。因间断咳嗽半年余入院。患者半年来反复阵发性干咳,间断低热,无咳痰、咯血,无胸闷胸痛,无呼吸困难,无夜间盗汗,无体重锐减。当地医院予"左氧氟沙星"等治疗,未见明显好转。我院门诊查胸部 CT:右上肺小结节影,右中下肺及左上肺斑片状高密度影,左下肺少许陈旧灶,两侧胸膜增厚。入院查 GM 实验 26.4(+),

G 实验(–),PPD 1IU(–),痰涂片、痰培养、肺炎支原体培养、抗结核抗体性、血常规、生化、凝血、血沉、风湿三项及抗核抗体组套、血清干扰素、肿瘤标志物未见明显异常。胸水涂片(经皮肺穿刺)未见细菌和抗酸菌,胸水细菌及厌氧菌培养均为阴性。纤支镜下见气道少量分泌物,支气管肺泡灌洗液送检细菌培养阴性。予"盐酸莫西沙星 + 哌拉西林他唑巴坦"抗感染治疗,症状未见明显好转,追问病史,患者始透露长期以家庭作坊形式进行"皮肚"熏制工作,大量收购市场上发霉变质猪皮,以过氧化氢溶液泡制和硫黄熏蒸,此次发病与春节前大批量生产"皮肚"时间吻合。复查胸部 CT:右上肺小结节影,较前 2012 年 7 月 23 日片相仿;右下肺斑片状高密度影,考虑炎性病变,结核不能除外;左下肺新月形网格状高密度影,考虑坠积效应;两侧胸膜增厚。经家属要求转外科行"右下肺叶切除术",切除物送病理,提示肉芽肿性炎形成伴大片干酪样坏死(图 42-1),病灶大小 2.5cm×1.5cm×1.0cm,肺门淋巴结示淋巴结慢性炎,另送(气管旁、隆突下)淋巴结见肉芽肿性炎伴灶性区坏死退变,支气管切缘示黏膜慢性炎。

【形态学检验图谱】

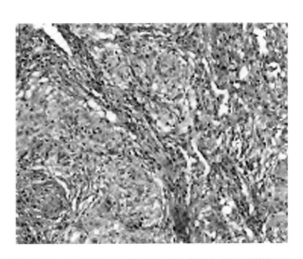

图 42-1　病理提示肉芽肿性炎形成伴大片干酪样坏死

【分析与体会】

干酪样肺炎多发生在机体免疫力和体质衰弱,又受到大量结核分枝杆菌感染的患者,或有淋巴结支气管瘘,淋巴结中的大量干酪样物质经支气管进入肺内而发生。病理表现为肺内大片干酪坏死性组织破坏。X 线摄片在大叶性干酪性肺炎可见大片浓密阴影,内有透亮区,轮廓与大叶性肺炎相似,但密度较大叶性肺炎为高;在小叶性干酪性肺炎可见两肺散在密度不均之团块状阴影,内有蜂窝状透亮区或大小不等之无壁空洞。本型病程严重,预后不佳。治疗上应注意:抗结核联合化疗方案适当加强(强化期 4 药联用,巩固治疗期 3 药联用),抗结核治疗时间适当延长(≥9 个月),早期辅以糖皮质激素治疗,应用免疫治疗和全身支持治疗,积极治疗并发症和抗结核治疗毒副反应,必要时外科手术治疗,以确保病灶的清除,达到良好的治疗效果,防止后遗症和病情复发。

本例患者生活中存在易感因素,胸部 CT 示右上肺小结节影,右中下肺及左上肺斑片状高密度影。但屡次痰液、肺泡灌洗液、胸水涂片及培养均未能找到抗酸杆菌,PPD 实验阴性,这为临床诊断带来困难,但最终还是有赖于病理检查得以确诊。

【黄茂主任医师点评】

肺结核患者的排痰具有间断性和不均匀性的特点,故传染性患者一次查痰往往阴性,所以要多次查痰。此外,肺泡灌洗液及胸水检查阳性率亦不高。对于机体免疫力低下或受抑制的患者,PPD 实验可以阴性。这对肺结核,特别是干酪样肺炎的诊断带来困难,而病理学检查则能为确诊提供相应依据。

(马元 葛爱,邮箱:mayuan1021@126.com)

43. 非霍奇金淋巴瘤的确诊:魔高一尺,道高一丈

【案例经过】

患者尹某,男,52 岁。患者因外院诊断恶性淋巴瘤 3 年余入院。病史如下:

(1)初发:患者 2008 年 6 月 3 日洗澡时发现右侧腋下肿块,无明显发热、盗汗、体重减轻,右侧颈部淋巴结活检(2008 年 7 月 18 日,杭州邵逸夫医院)示小淋巴细胞淋巴瘤,IHC 示 $CD20^+$、$CD5^+$、$CD23^+$、$CD10^-$、$CD3^-$、$CyclinD1^-$。PET-CT(2008 年 7 月 30 日,解放军 117 医院)示双侧颈部、腋下、后腹膜肿大淋巴结,SUVmax3.2。遂至上海交通大学医学院附属瑞金医院就诊:①骨穿报告诊断考虑 SLL/CLL;②血 WBC 3.4×10^9/L,Hb 129.0g/L,PLT 119.0×10^9/L;③LDH 207.0U/L;④血 β_2MG 1785.0μg/L,尿 β_2MG 10.3μg/L;⑤ALT 20U/L,AST 22U/L;⑥HbsAb(+),HbcAb(+);⑦B 超(2008 年 8 月 12 日)示肝脾形态大小正常。综合以上结果,瑞金医院病理科会诊考虑小淋巴细胞淋巴瘤。分别于 2008 年 8 月 12 日、2008 年 9 月 2 日、2008 年 9 月 24 日、2008 年 10 月 21 日、2008 年 11 月 18 日、2008 年 12 月 16 日予以 6 次 FCR 方案治疗,具体为:美罗华(利妥昔单抗)600mg d0,氟达拉滨 50mg d1、3、5,CTX 400mg d1、3、5。

(2)初发治疗及效果评判:PET-CT(2009 年 1 月 9 日,瑞金医院):未见异常肿大代谢增高淋巴结,提示治疗有效。患者分别于 2009 年 1 月 13 日、2009 年 2 月 11 日再次行 2 次 FCR 治疗,具体方案如下:美罗华 700mg d0,氟达拉滨 50mg d1、3、5,CTX 400mg d1、3、5。于 2009 年 4 月 10 日、2009 年 6 月 27 日、2009 年 9 月 17 日共行美罗华 700mg 维持治疗 3 次。2009 年 9 月瑞金医院复查,B 超(2009 年 9 月 14 日)示:右侧腋下淋巴结肿大(33.0mm×28.0mm×19.0mm),PET-CT(2009 年 9 月 17 日)示:右侧锁骨下及右侧腋窝见 3 个高代谢肿大淋巴结,SUV4.6~6,其余部位淋巴结未及异常。故于 2009 年 10 月 13 日及 2009 年 11 月 19 日肿瘤放疗,2Gy/ 次 ×28 次。放疗后复查 B 超示:右侧腋窝肿大淋巴结(20.0mm×11.7mm)。2009 年 12 月 3 日再次行美罗华 700mg 维持治疗 1 次。2010 年 7 月 14 日于瑞金医院复查,血 WBC 3.2×10^9/L,Hb 124.0g/L,PLT 98.0×10^9/L,LDH 183.0IU/L,

β_2MG 1495.0μg/L;尿 β_2MG 425.0μg/L,ALT 19.0IU/L,AST 17.0IU/L;B超示双侧颈部、腋窝、腹股沟未见异常肿大淋巴结;PET-CT检查未见异常高代谢淋巴结,与2009年9月17日PET-CT对比,提示疗效差。

(3)第一次复发:患者2010年12月自行发现颈部肿块,2011年1月10日上海肿瘤医院行左侧颈部淋巴结活检:弥漫大B细胞淋巴瘤,倾向由小淋巴细胞淋巴瘤/慢性淋巴细胞白血病转化而来,IHC示CD20(+)、CD3(−)、CD5(−)、CD23(−)、CD21(−)、CD10(−)、CD79a(+)、Bcl6(−)、Bcl2(±)、MUM1(−)、Ki 67占50%~70%。遂于2011年02月18日、2011年03月18日、2011年5月15日、2011年6月7日、2011年7月1日于杭州邵逸夫医院行5次GDP方案+Velcade治疗,具体方案为:万珂(硼替佐米)2.6mg d1,吉西他滨800mg d1、4,奥沙利铂150mg d1,地塞米松20mg d1、2、4、5。

(4)第二次复发:患者于2011年11月自行发现左侧颈部淋巴结无痛性进行性肿大,伴有低热,否认盗汗、体重减轻,遂至杭州邵逸夫医院就诊,查PET-CT(2011年12月12日)示双侧颈部、颌下及左侧肩颈部淋巴结肿大,FDG代谢增高,SUVmax5.4,并于2012年1月23日行左侧颈部、颌下淋巴结活检,切片送上海肿瘤医院病理:非霍奇金淋巴瘤,B细胞性,中大细胞倾向低级别滤泡性淋巴瘤,肿瘤病理细胞CD10(−)、CD5(−)、CD3(−)、CD23(+)、CD43(+)、CD30(−)、CyclinD1(−)、CD21(+)、L26(+)、PAX5(+)、Bcl6(+)、MUM1(±)、Ki67(+)(40%)。2012年2月3日切片送瑞金医院病理科复片示小淋巴细胞性淋巴瘤伴弥漫大B细胞转化,骨髓穿刺涂片(2012年2月1日,瑞金医院)示淋巴细胞浸润之骨髓象,骨髓增生活跃,粒红比例倒置,粒系增生偏低,红巨二系增生活跃,髓片中幼淋样细胞占10%,红片中幼淋样细胞占5%。骨髓活检示造血细胞三系增生低下伴散在淋巴细胞浸润(倾向小淋巴细胞)(图43-1,图43-2)。染色体:46,XY。骨髓流式:CD5 82.6,CD20 26.6,CD22 77.8,CD23 83.6,CD25 32.5,CD43 94.9,CD11 94.3,CD38 99.7,CD10 10.2,CD103 0,FMC7 10.0,κ轻链1.8,λ轻链95.5。2012年1月30日入住瑞金医院,查体:双侧颈部可及融合肿大淋巴结,质中,活动度差,肝脾肋下未及。B超示:腹膜后、双侧颈部、腋窝、腹股沟淋巴结肿大,脾大(肋下30mm),肝脏内局灶钙化。血WBC 4.5×10⁹/L,Hb 135.0g/L,PLT 61.0×10⁹/L,LDH 254.0U/L,β_2MG 2644.0μg/L;尿 β_2MG 17 024.0μg/L,ALT 221.0U/L,AST 191.0U/L;HbsAg(+)、HbeAb(+)、HbcAb(+)。HBV-DNA 2.1×10³ copies/L。遂于2012年2月行CHOP方案治疗,具体为:CTX 1.2g d1,VDS 4mg d1,脂质体多柔比星20mg d1-4,甲泼尼龙60mg d1-5。同时予以恩替卡韦+阿德福韦抗HBV治疗。化疗结束后颈部淋巴结明显缩小。化疗后2周,颈部及颌下淋巴结再次肿大,骨髓抑制明显,血WBC 0.6×10⁹/L。2012年2月27日因化疗后三系减少、发热入院,予以抗感染、保肝等对症治疗。考虑CHOP方案维持时间短,2012年3月15日改行ICE方案,具体为:IFO 2.2g d1-4,卡铂345.0mg d1-2,VP-16 172.6mg d1-3。2012年4月2日第二次ICE方案化疗。化疗结束后予以"来那度胺"5mg qd 21d治疗,已停药1天。患者自觉症状无明显改善,为求进一步治疗,入住我院。病程中患者有畏寒发热,盗汗乏力。查体:双侧颈部、腋窝、腹股沟可及融合肿大淋巴结,质中,活动度差,余无特殊。入院诊断为非霍奇金淋巴瘤(B细胞型)。患者自入院后淋巴结进行性肿大,考虑Richter综合征,给予新鲜冰冻血浆+美罗华+改良HyperCVAD方案化疗,病情好转出院。

【形态学检验图谱】

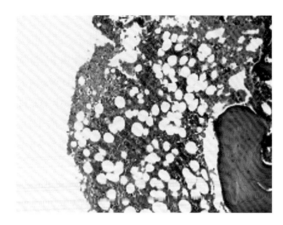

图 43-1 骨髓活检图谱

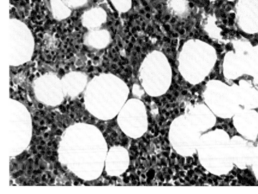

图 43-2 骨髓活检图谱

骨髓活检示骨髓增生明显活跃(70%),粒红比明显减低,粒系以中性中幼粒细胞及以下阶段为主,红系增生明显活跃,以中晚幼红为主,原早红比例增高,巨核细胞 0~3/ 骨小梁间,以分叶核巨核细胞为主,淋巴细胞小灶性增生,胞体偏少,胞质量中等,核圆或少不规则,染色质粗,不见核仁。

【分析与体会】

淋巴瘤是起源于淋巴造血系统的恶性肿瘤,主要表现为无痛性淋巴结肿大,肝脾肿大,全身各组织器官均可受累,伴发热、盗汗、消瘦、瘙痒等全身症状。

根据瘤细胞分为非霍奇金淋巴瘤(non-hodgkin lymphoma, NHL)和霍奇金淋巴瘤(non-hodgkin lymphoma, HL)两类。病理学特征在 HL 为瘤组织内含有淋巴细胞、嗜酸性粒细胞、浆细胞和特异性的里 - 斯(Reed-Steinberg)细胞。HL 按照病理类型分为结节性富含淋巴细胞型和经典型,后者包括淋巴细胞为主型、结节硬化型、混合细胞型和淋巴细胞消减型。NHL 发病率远高于 HL,是具有很强异质性的一组独立疾病的总和,病理上主要是分化程度不同的淋巴细胞、组织细胞或网状细胞。根据 NHL 的自然病程,可以归为三大临床类型,即高度侵袭性、侵袭性和惰性淋巴瘤。根据不同的淋巴细胞起源,可以分为 B 细胞、T 细胞和 NK 细胞淋巴瘤。

NHL 大部分为 B 细胞性,病变的淋巴结切面外观呈鱼肉样。镜下正常淋巴结结构破坏,淋巴滤泡和淋巴窦可消失。增生或浸润的淋巴瘤细胞成分单一、排列紧密。NHL 易发生早期远处扩散,有的病例在临床确诊时已播散至全身。侵袭性 NHL 常原发累及结外淋巴组织,发展迅速,往往跳跃性播散,越过邻近淋巴结向远处淋巴结转移。

该患者病程长达三年余,病情演变复杂。最初淋巴活检为小淋巴细胞淋巴瘤,骨穿报告诊断考虑慢性淋巴细胞白血病 / 小淋巴细胞淋巴瘤(CLL/SLL),予 FCR 方案(美罗华 600mg d0,氟达拉滨 50mg d1、3、5,CTX 400mg d1、3、5)治疗。2 年后患者复发,淋巴结病理活检提示弥漫大 B 细胞淋巴瘤,倾向由小淋巴细胞淋巴瘤 / 慢性淋巴细胞白血病转化而来,予 GDP 方案 +Velcade(万珂 2.6mg d1,吉西他滨 800mg d1、4,奥沙利铂 150mg d1,地塞米松 20mg d1、2、4、5)治疗。1 年后再次复发,淋巴结病理示小淋巴细胞性淋巴瘤伴弥漫大 B 细胞转化。本次入院以予新鲜冰冻血浆 + 美罗华 + 改良 HyperCVAD 方案化疗,好转出院。这提示临床医生应针对病情演变,选择合适的化疗方案,以期减少复发和改善预后。

【范磊主任医师点评】

　　淋巴瘤具有高度异质性,故治疗上也差别很大,不同病理类型和分期的淋巴瘤无论从治疗强度和预后上都存在很大差别,故淋巴瘤的治疗应根据患者实际情况具体分析,淋巴结活检及骨髓检查,可为患者的治疗提供确凿有力的依据,并对预后判断提供参考。

(马元、刘亚南,邮箱:mayuan1021@126.com)

44. 急性纤维性机化性肺炎:医海无涯图作舟

【案例经过】

　　患者王某,中年女性,近半个月余畏寒发热,最高体温 40.7℃,曾在当地医院抗感染、化痰治疗 10 余天,但未能改善。1 周前开始出现咳嗽、咳痰,痰不多,晨起少许黄痰,无痰液呈拉丝状。当地医院血常规检查:白细胞 22.6×10^9/L,中性粒细胞比例 90.7%。转至我院行胸部 CT 检查:右肺炎;双侧胸腔积液;左肺陈旧性病变。予万古霉素、头孢哌酮他唑巴坦抗感染治疗 5 天,体温血象无明显下降。经支气管镜病理活检显示:急慢性炎,局灶纤维素性渗出,间质纤维组织增生,淋巴细胞灶性聚集,肺泡腔内泡沫细胞反应(图 44-1)。标本部分区域急性纤维素性机化性肺炎改变;部分肺泡腔内见泡沫样组织细胞沉淀。根据患者临床表现、胸部 CT 影像、抗生素治疗无效、病理结果综合分析,患者诊断为急性纤维性机化性肺炎,给予甲泼尼龙琥珀酸钠治疗 1 周,体温血象基本正常,胸部 CT 较前好转。

【形态学检验图谱】

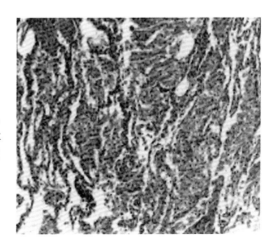

图 44-1　右肺中叶活检病理
急慢性炎,局灶纤维素性渗出,间质纤维组织增生,淋巴细胞灶性聚集,肺泡腔内泡沫细胞反应

【分析与体会】

急性纤维素性机化性肺炎(acute fibrinous and organizing pneumonia,AFOP)的概念由 Beasley 等于 2002 年首先提出,通过对 17 例急性/亚急性肺损伤患者进行研究发现,组织学上不同于传统弥漫性肺泡损伤(diffuse alveolar damage,DAD)、机化性肺炎(organizing pneumonia,OP)和嗜酸性粒细胞肺炎(eosinophilic pneumonia,EP)。

AFOP 呈急性或亚急性起病,临床表现缺乏特异性,可有咳嗽、发热、气急、呼吸困难等症状,影像学检查双肺多发性斑片状游走性浸润影或双肺弥漫性网状间质阴影或大叶分布的肺泡性浸润影或孤立性肺部阴影,诊断主要依赖组织病理学检查,肺泡间隔略增宽,可见淋巴细胞和浆细胞浸润,肺泡腔内见成纤维细胞呈息肉状延伸(机化)伴纤维素样红染物质,相邻肺泡腔内见机化的疏松结缔组织,无透明膜形成,一般无中性粒细胞和嗜酸性粒细胞浸润。

AFOP 目前尚无统一的治疗方案,经抗生素及抗真菌治疗无效,糖皮质激素是主要治疗措施,但其剂量和疗程也未明确,且在糖皮质激素治疗减量的过程中还有复发的可能。该例患者的临床症状及影像学改善说明治疗有效。

【黄茂主任医师点评】

AFOP 目前暂无统一的诊断标准,其临床症状及影像学类似于隐源性机化性肺炎(cryptogenic organizing pneumonia,COP),最终诊断依靠特征性的病理学改变,一旦确诊,立即使用激素,文献报道可降低 AFOP 患者的早期死亡率。

(马元 葛爱,邮箱:mayuan1021@126.com)

45. PNH:人生的梦魇

【案例经过】

患者白某,男,60 岁,头晕乏力 1 年余,伴有双下肢水肿,前往医院检查,查血常规惊奇发现:白细胞 0.3×10^9/L,血红蛋白 54.0g/L,血小板 44.0×10^9/L,查骨髓示粒系增生减低,红系增生活跃,巨核系增生减低,血小板散在少见。骨髓活检示骨髓增生明显减低(<20%),粒红比明显减低,粒系以中性中幼粒细胞及以下阶段为主。红系增生减低,以中晚幼红为主,可见巨幼样变红系,淋巴细胞比例增高,阅片示巨核细胞 1 个(图 45-1,图 45-2)。免疫组织化学:CD34(−),MPO 粒细胞(+),CD235a 有核红(+),CD42b(−),CD31(−)。多次在医院住院治疗,可三系仍进行性减少。后至我院查骨髓流式细胞检查结果显示:粒细胞中 CD55 检测 PNH 克隆(18.7%),CD59 检测未见 PNH 克隆;RBC 中 CD55 检测 PNH 克隆(29.9%),CD59 检测 PNH 克隆(43.4%),患者三系减少,乳酸脱氢酶升高;骨髓穿刺 2 次均未见原始细胞增高及明确的病态造血;白细胞 FLAER 检测、直接抗人球蛋白试验(Coombs)、间接抗人球蛋白

试验卡式法、抗双链 DNA 测定、抗心磷脂抗体测定（IgG+IgM）、抗 ENA 抗体组套（八项）及抗核抗体分型均为阴性。考虑阵发性睡眠性血红蛋白尿，曾予泼尼松、输血、对症治疗后患者明显好转。本次住院期间患者肌酐尿素氮升高明显，入院期间有发热，有血小板减少性紫癜、肾损害，有一过性的意识障碍，急性肾衰竭，两侧胸腔积液，两肺感染，心功能衰竭死亡。

【形态学检验图谱】

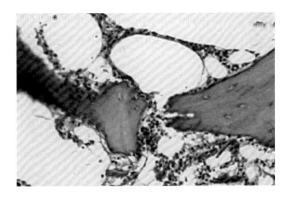
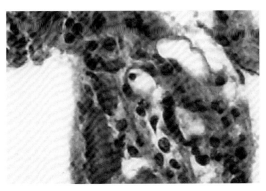

图 45-1　骨髓检查图谱　　　　　　　　　图 45-2　骨髓检查图谱

骨髓活检示骨髓增生明显减低（<20%），粒红比明显减低，粒系以中性中幼粒细胞及以下阶段为主。红系增生减低，以中晚幼红为主，可见巨幼样变红系，淋巴细胞比例增高增高，阅片示巨核细胞 1 个。

【分析与体会】

阵发性睡眠性血红蛋白尿症（paroxysmal nocturnal hemoglobinuria，PNH）是造血干细胞 PIG-A 基因突变引起的后天获得的良性克罗恩病。PNH 一向被归为溶血病，但除贫血外常伴有中性粒细胞和（或）血小板的减少，而且 PNH 的分子病变累及各种血细胞，所以近年有些作者将 PNH 视为造血干细胞病。典型的 PNH 以慢性血管内溶血、血红蛋白尿及含铁血黄素尿为主要表现，但大多数患者常不典型，发病隐袭，病程迁延，病情轻重不一。发病高峰年龄在 20~40 岁之间，个别发生于儿童或老年，男性显著多于女性。流式细胞术是诊断 PNH 的金标准，可以对 PNH 血细胞进行定量分析。最常用的是抗 CD55 及 CD59 抗体，加入流式细胞仪后可以与细胞表面 CD55 及 CD59 特异性的结合。而未被 CD55、CD59 结合的细胞即为 PNH 细胞。此外，酸化血清溶血试验（Ham 试验）糖水溶血试验（蔗糖溶血试验）也是 PNH 的常用检查方法。Ham 试验是指 PNH 病态红细胞在 pH 6.4 的条件下易被替代途径激活的补体溶破，正常红细胞则否。本试验有较强的特异性，被国内外视为诊断 PNH 的主要依据。用光电比色法看溶血度，PNH 大都在 10% 以上，本病患者中约 79% 本试验阳性。糖水溶血试验的敏感性高，PNH 患者约 88% 阳性，日本学者认为其是诊断本病最好的初筛试验，但其缺点是易出现假阳性反应。本病属良性慢性病。多数患者长期有中、重度贫血，但其中半数仍可从事日常活动或参加适当工作。PNH 可并发感染、血栓形成、胆石症、肾衰竭等。在欧美本病的首位死因是重要器官的静脉栓塞，其次是中枢神经系统或胃肠道的出血；

另有 15% 的患者死于心肌梗死或脑血管意外,认为与本病无关。

【钱思轩主任医师点评】

　　PNH 临床上表现为与睡眠有关、间歇发作的慢性血管内溶血和血红蛋白尿,可伴有全血细胞减少或反复血栓形成。本病中位存活期约 10 年,取决于:①对补体敏感的细胞数量;②骨髓增生不良的程度;③血栓形成的程度和频度。脑血管意外、肾衰竭,转变成急性白血病或再生障碍性贫血可引起死亡。少数患者可转化为骨髓纤维化症,或疾病随着时间而减轻,达到不同程度的缓解。

（刘亚南　马元　李文娟,邮箱:woniu1988106@126.com）

46. 肺错构瘤

【案例经过】

　　患者高某,男,60 岁,20 天前受凉后,出现咳嗽,咳较多白泡沫痰,伴发热,体温 38~39℃ 左右,在当地镇医院抗感染治疗 5 天,咳嗽、咳痰明显好转,体温正常,但查胸部 CT(2013 年 3 月 25 日):右肺下叶支气管内稍低密度影,建议进一步支气管镜检查,考虑右下肺阻塞性炎症。到睢宁某医院住院治疗,予抗感染治疗一周,患者无特殊不适,但查纤维支气管镜示:右肺中下支气管开口处新生物(囊肿?),病理结果未归。入我院后,患者无咳嗽、咳痰,无夜间阵发性呼吸困难,无皮疹关节痛,一个月来消瘦十余斤。饮食睡眠好,大小便如常。支气管镜活检,病理示:(右中间支气管)错构瘤(图 46-1),送检组织大小直径 1cm。行支气管镜下切除,手术顺利。

【形态学检验图谱】

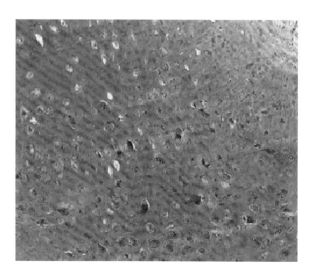

图 46-1　错构瘤病理

【分析与体会】

肺错构瘤是指包含肺的所有正常组织成分,但构成成分数量异常,排列异常或分化程度异常等所形成的肿瘤样畸形。肺错构瘤是胚叶的发育异常,起源于肺内正常组织,主要为软骨、纤维结缔及脂肪组织等形成的肿瘤样病变,因其性质及影像学特征近似良性肿瘤,故列为良性肿瘤范围内。根据其成分分为软骨型及纤维型,根据部位分中央型和周围型。发生于气管、叶支气管黏膜下称中央型,发生于肺内的称周围型,周围型多位于胸膜下。错构瘤的诊断主要依靠 X 线检查,多数是在 X 线常规检查时偶然发现的,X 线上表现为均匀致密的阴影,也可以不均匀阴影,还可以有钙化,钙化影呈现爆米花状的图案,周边部密度较低,可能为脂肪组织,爆米花征是肺错构瘤的特征性表现,但不多见而且不是肺错构瘤所独有。错构瘤一般为实质致密的球形,卵圆形,也可以是分叶状或结节状,大多数直径在 3cm以下。肺错构瘤一般为单发,多发者极为罕见,国内尚未见报道,单发错构瘤绝大多数为肺实质内型,支气管腔内型极少见,在右肺的较左肺多,在下叶的较上叶多,部分发生在右中叶和左上叶舌段。错构瘤病理学特征是正常组织的不正常组合和排列,这种组织学的异常可能是器官组织在数量、结构或成熟程度上的错乱,错构瘤的主要组织成分包括软骨、脂肪、平滑肌、腺体、上皮细胞,有时还有骨组织或钙化灶,尚未见有错构瘤恶变的报道。错构瘤的发病年龄多数在 40 岁以上,男性多于女性。绝大多数错构瘤(约 80% 以上)生长在肺的周边部,紧贴肺的脏层胸膜之下,有时突出于肺表面,因此临床上一般没有症状,查体也没有阳性体征,只有当错构瘤发展到一定大小,足以刺激支气管或压迫支气管造成支气管狭窄或阻塞时,才出现咳嗽、胸痛、发热、气短、血痰,甚至咯血等临床症状,这时也可以出现相应临床体征,如哮鸣音或管性呼吸音。本病病因并不是很明确,故无有效的预防措施,目前更多的是要慎重选择手术方式,对需要进行手术治疗的患者,尽量保存正常肺组织,避免手术过度。这也是近年来外科治疗此类患者的原则。

【黄茂主任医师点评】

本病临床表现缺乏特异性,影像学常需与周围型肺癌、结核球等鉴别,支气管镜可提高支气管内错构瘤的诊断率,部分病例可行支气管镜下治疗,减少了手术风险及并发症的可能。而支气管镜作为一种检查手段,还要结合病理才能明确诊断。

(朱雯 赵欣,邮箱:zhuwennanyi@163.com)

47. 肺结核少见表现:两肺多发结节

【案例经过】

患者石某,女性,55 岁,无明显诱因出现左侧胸痛 5 天,吸气时疼痛加重,次日疼痛缓解。外院胸部 X 线示:右上肺分叶状肿块影,左肺多发小结节状、小片状高密度影,左侧少量胸腔积液。患者入院前2个月有东南亚旅游史,无明显诱因出现"咳嗽,咳黄痰",回国后至我院行胸部CT检查,见右上肺小结节影(图47-1),予抗感染治疗后好转。入院前查胸部CT示两肺多发结节。本次入住我院后症状稍轻,无异常体征。结核抗体:阴性,PPD试验(5U)(+)。其余实验室检查几乎全部正常。查PET-CT示:两肺散在多发大小不等斑块状影及结节影,部分病灶边缘有晕征,FDG代谢不同程度增高。CT引导下肺穿刺:抗酸杆菌涂片、真菌涂片、细胞病理均未见异常。后行胸腔镜下肺活检,病理示:(肺)多灶上皮样肉芽肿性炎伴干酪样坏死,考虑结核(图47-2)。遂转至胸科医院行抗结核治疗。

【形态学检验图谱】

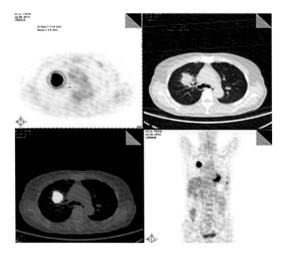

图47-1 肺影像学检查

两肺散在多发大小不等斑块状影及结节影,部分病灶边缘有晕征,FDG代谢不同程度增高

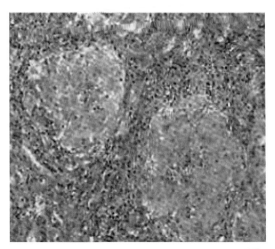

图47-2 肺活检病理

多灶上皮样肉芽肿性炎伴干酪样坏死

【分析与体会】

肺结核(pulmonary tuberculosis,PTB)是由结核分枝杆菌引发的肺部感染性疾病。是严重威胁人类健康的疾病。结核分枝杆菌的传染源主要是排菌的肺结核患者,通过呼吸道传播。我国是世界上结核疫情最严重的国家之一。其临床表现可见咳嗽、咳痰、咯血、胸痛、呼吸困难、结核性变态反应及发热等全身症状。肺部体征常与病变部位、性质、范围及病变程度相关。病理改变主要分为:

(1)渗出性病变:表现为充血、水肿与白细胞浸润。

(2)增殖性病变:开始时可有一短暂的渗出阶段。当巨噬细胞吞噬并消化了结核菌后形成类上皮细胞。类上皮细胞聚集成团,中央可出现朗汉斯巨细胞。类上皮细胞、朗汉斯巨细胞和淋巴细胞浸润,形成了典型的类上皮样肉芽肿结节,为结核病的较具特征性的病变。

(3)干酪样坏死:常发生在渗出或增生性病变的基础上。若机体抵抗力降低、菌量过多、变态反应强烈,渗出性病变中结核菌战胜巨噬细胞后不断繁殖,使细胞混浊肿胀后,发生脂肪变性,溶解碎裂,直至细胞坏死。炎性细胞死后释放蛋白溶解酶,使组织溶解坏死,形成凝

固性坏死。因含多量脂质使病灶在肉眼观察下呈黄灰色,质松而脆,状似干酪,故名干酪样坏死。镜检可见一片凝固的、染成伊红色的、无结构的坏死组织。在质硬无液化的干酪坏死物中,结核菌由于缺氧和菌体崩解后释放出脂酸,抑制结核菌的生长,故很难找到。干酪坏死物质在一定条件下亦可液化,其机制尚不完全清楚。上述三种病变可同时存在于一个肺部病灶中,但通常以其中一种为主。疾病诊断:①病原学诊断,包括直接镜检法,分离培养法,分子生物学检测和药物敏感试验等;②组织病理学检查;③影像学检查;④内镜检查;⑤经皮活检技术;⑥结核菌素试验;⑦其他实验室检查。

【苏茂主任医师点评】

由于肺结核的临床表现缺乏特征性,与许多肺部疾病相似,因此在诊断时必须做好详细的病史采集、体格检查、实验室检查,必要时进行创伤性检查。组织学病理检查在疾病诊断中的重要性仅次于细菌学检查,在诸如本病例中,细菌学检查为阴性时,病理为确诊提供了重要依据。

(朱雯　赵欣　刘亚南,邮箱:zhuwennanyi@163.com)

48. 弥漫性大 B 细胞淋巴瘤

【案例经过】

李某,男,45岁,2008年10月患者咳嗽后发现左上胸壁肿物,起初约2.0cm×2.0cm大小,1个月内肿块增大明显,已增至10.0cm×8.0cm大小。肿块处伴酸胀感,无破溃,无出血红肿,胸部 CT 示:左胸壁包块,可见肋骨骨质破坏。省肿瘤医院肿块穿刺(2008年11月4日):见分化差的恶性肿瘤细胞。病程中患者伴有咳嗽咳痰,为白色泡沫痰,间断性发热,约38℃左右,夜间明显,同时伴有背部疼痛。近1个月体重减轻3kg。2005年6月患者因 Castleman 病行"左上肺叶切除术",术后恢复可。患者父亲1996年死于肺癌。查体:神情,一般可,浅表淋巴结未及明显肿大,两侧胸廓对称,左上胸壁可及 10.0cm×8.0cm 包块,质偏硬,固定,有压痛,听诊左上肺呼吸音低,未及明显干湿啰音。心腹(-)。B超:左上胸壁探及一约102.0mm×111.0mm 的实性包块,其内见血流。血尿粪常规、凝血功能、血 ACE 均正常,CRP 166.0mg/L,ESR 114.0mm/h,肿瘤指标 NSE 40.5μg/L;生化:ALP 198.4U/L,GGT 184.8U/L,LDH 928.0U/L,HBDH 578.0U/L,ADA 32.1U/L;胸壁肿块切割病理示:(左胸壁)恶性肿瘤(图48-1),免疫组织化学:肿瘤细胞 CD29(++),CD3(-),LCA(++),CKP(-),EMA(-),结合 HE 切片,本例应为弥漫性大 B 细胞淋巴瘤。予哌拉西林钠/他唑巴坦钠(邦达)、左氧氟沙星(可乐必妥)抗感染,盐酸氨溴索(兰苏)化痰,患者咳嗽咳痰症状改善后要求出院,予出院,嘱至血液科进一步诊疗。

【形态学检验图谱】

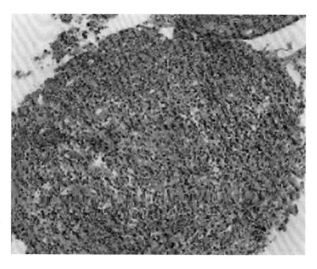

图 48-1 胸壁肿块切割病理示(左胸壁)恶性肿瘤

【分析与体会】

弥漫大 B 细胞淋巴瘤(diffuse large B-cell lymphoma,DLBCL)是一种 B 淋巴细胞来源的肿瘤,肿瘤细胞呈弥漫性生长,核比正常的巨噬细胞或正常淋巴细胞的 2 倍稍大一些。DLBCL 在 2008 版 WHO 造血与淋巴组织肿瘤的分类中主要被分为 4 个大的亚型:①非特殊型 DLBCL(DLBCL,not other wise specified),包括形态学上的中心母细胞型、免疫母细胞型和间变型;②其他亚型 DLBCL(DLBCL,subtypes),包括形态学上具有 T 细胞/组织细胞的亚型、原发中枢神经系统和皮肤的以及 EBV 阳性的 DLBCL;③其他大 B 细胞淋巴瘤(DLBCL,other lymphomas of large B cells),包括纵隔大 B 细胞淋巴瘤、血管内大 B 细胞淋巴瘤以及炎症相关 DLBCL 等亚型;④交界型 DLBCL(DLBCL,borderline c),包括介于 DLBCL 和 Burkitt 之间以及介于 DLBCL 和经典霍奇金淋巴瘤之间不能分类的 B 细胞淋巴瘤。在外检中绝大多数 DLBCL 病例属于非特殊型,它占成人非霍奇金淋巴瘤的 30% 以上。在免疫表型上表达全 B 细胞标志(在不同病例其中一项或多项可能为阴性),少表达浆细胞标志,可表达 CD30 和 CD5 且 Ki-67 指数大于 40%。不同的患者预后差异较大,虽然根据形态学特点可被分为不同亚型,但形态学分型与预后缺乏相关性。弥漫大 B 细胞淋巴瘤正确的诊断需要血液病理学专家根据合适的活检和 B 细胞免疫表型的证据而得出。弥漫大 B 细胞淋巴瘤可以原发淋巴结或原发结外病变起病。超过 50% 的患者诊断时有结外病变侵犯。最常见的结外病变是胃肠道和骨髓,各占 15%~20% 的患者。任何器官均可涉及,做诊断性活检是必要的。近年多个国际多中心随机对照临床试验研究资料证明,其标准的一线治疗方案应当是利妥昔单抗(rituximab,R)+CHOP 方案,并且通过增加方案的剂量密度,缩短疗程间隙时间,从而获得更好的疗效,如 R-CHOP14 方案。R-EPOCH 也可作为一线治疗方案。可供选择的二线治疗方案包括 DHAP、ESHAP、GDP、ICE、miniBEAM 和 MINE 等。

【黄茂主任医师点评】

本病属于弥漫大 B 细胞淋巴瘤以原发结外病变起病,根据活检病理和 B 细胞免疫表型的证据而得出诊断,其他临床表现及辅助检查结果不典型,如无准确的依据,容易造成误诊漏诊。因此在临床工作中必须善用形态学及免疫学检查。

(朱雯　赵欣　马元,邮箱:zhuwennanyi@163.com)

49. 支气管中心性肉芽肿病

【案例经过】

患者潘某,47 岁,女性,1 个月来咳嗽咳痰,为白色黏痰,当地医院胸片示右下肺炎,血常规:白细胞 13.1×10^{12}/L,血沉 27.0mm/h,予止咳化痰、抗感染治疗效果不佳。至我院完善相关检查:支气管镜检查示:灌洗液及刷检未见肿瘤细胞,活检病理是黏膜急慢性炎。后行 CT 引导下肺穿刺术,肺穿刺细胞学示:大量退变的炎细胞和坏死物。病理示:(右下肺)慢性炎,间质成纤维细胞增生伴出血、片状坏死、胶原增生及急慢性炎细胞浸润;肺泡腔内及小气道内可见粉染分泌物,不除外弥漫性肺疾病(图 49-1)。CT 示:右肺病变,考虑感染? 肿瘤? 右侧胸腔少量积液,右侧胸膜粘连增厚。请病理科会诊:①未见明确恶性依据;②支气管中心性肉芽肿病变周围肺实变不能完全排除。遂予泼尼松龙片 30mg 口服,每日一次,3 天后患者症状明显好转,继续泼尼松龙片 30mg 口服,每日一次,门诊随访复查。

【形态学检验图谱】

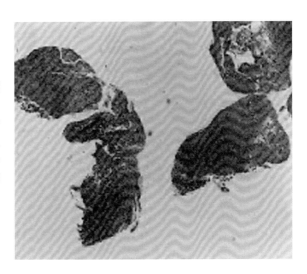

图 49-1　经 CT 引导下肺穿刺活检病理图
右下肺慢性炎,间质成纤维细胞增生伴出血、片状坏死、胶原增生及急慢性炎细胞浸润;肺泡腔内及小气道内可见粉染分泌物,不除外弥漫性肺疾病

【分析与体会】

支气管中心性肉芽肿病(bronchcentric granulomatosis,BG)是一种免疫性疾病,其患者可分为伴有哮喘者和不伴有哮喘者。BG 的病因在伴有哮喘的患者中可能与寄生在支气管的某些曲霉菌产生免疫反应有关,无哮喘患者可能与吸入未知抗原引起的高敏反应有关。病理表现的突出特征为富含嗜酸性粒细胞的非干酪性肉芽肿。早期细支气管黏膜被组织细胞代替,随后非干酪性坏死性肉芽肿分布于细支气管内,并将其破坏。在哮喘组,病灶中可见较多的嗜酸性粒细胞;非哮喘组病灶中多为浆细胞,特殊染色发现肉芽肿内有真菌菌丝。邻近肉芽肿的肺动脉和静脉有血管炎的表现,但与韦格纳肉芽肿不同,无血管中心破坏。支气管可见扩张腔内有坚韧的灰褐色分层物质,镜下可见黏液坏死上皮炎性细胞嗜酸性粒细胞和 Charcot-Ley-den 结晶,并可发现真菌菌丝。支气管周围可有嗜酸性粒细胞和慢性炎性细胞浸润,并伴有纤维化。少数患者有支气管黏膜下坏死性肉芽肿结节并可破坏气管软骨。辅助检查可见:①血液学检查周围血嗜酸性粒细胞增高,常超过 5×10^9/L;②急性期白细胞总数和血沉也可增高;③痰培养 50% 可发现曲霉菌生长;④皮肤免疫学试验曲菌属混合提取液皮试,90% 的活动性患者在数分钟内出现阳性的风团和潮红反应。血清学检查 IgE 水平常是正常人的 2 倍以上。X 线胸片常显示为浸润性阴影、单发或多发结节和肺不张。主要采用糖皮质激素治疗。激素可缓解哮喘发作和曲菌对肺实质的浸润破坏。泼尼松每天一次口服,连服 2 周后改为隔天服用,并根据病情逐渐减量,持续 3 个月。随诊 2 年,每半年摄胸片复查一次。激素无效者,可采用硫唑嘌呤等治疗。

【黄茂主任医师点评】

支气管中心性肉芽肿病是一种免疫性疾病,是一种病因不明但预后较好的少见病,一般根据病因、临床表现及实验室检查即可诊断,须与真菌、结核感染、类风湿结节及其他血管炎和肉芽肿病相鉴别,因此,当患者临床表现或实验室检查不典型时,病理诊断显得尤为重要。

(刘亚南　查王健　朱雯　马元,邮箱:woniu1988106@126.com)

50. 狼疮性肺炎:蛛丝马迹的探寻

【案例经过】

患者刘某,男,47 岁,因反复咳嗽、咳痰、胸闷 3 个月入院。患者 3 个月前无明显诱因下反复咳嗽、咳痰,痰为黄脓痰,量少不易咳出,呈小块状,伴胸闷、气急,无发热,无咯血,无胸痛。胸部 CT 示两肺广泛片状磨玻璃密度影、结节影。既往有"系统性红斑狼疮"病史,长期服用"免疫抑制药物"。入院后完善相关检查,血气分析(未吸氧):pH 7.5,PCO_2 37.0mmHg,PO_2 73.0mmHg,肺功能检查示轻度阻塞性通气功能及中度弥散功能障碍。痰液多次病原学检查均为阴性,GM 试验、G 试验阴性。支气管镜检查:见各管腔通畅,有泡沫样分泌物,各管腔充血不明显;左肺下叶背段、左肺上舌段管腔口见局部小隆起,予右肺各段灌洗,左肺下叶背段、左肺上舌段刷检,查细菌培养、真菌图片、找抗酸杆菌正常,病理见含铁血黄素巨噬细胞、小动脉周围有显著向心性纤维增生(图50-1)。查抗 ENA 抗体组套 15 项 + 抗核抗体分型组套:抗核抗体(ANA)斑点型,抗 SSA 阳性,抗核抗体滴度 1:100,抗 PO 阳性,抗组蛋白抗体阳性,抗 nRNP/Sm 阳性,抗 Ro52 阳性。抗中性粒细胞胞浆抗体(myeloperoxidase,MPO;proteinase,PR3)组套正常。诊断考虑"系统性红斑狼疮、狼疮性肺炎",予糖皮质激素、塞可平等治疗,患者症状好转。

【形态学检验图谱】

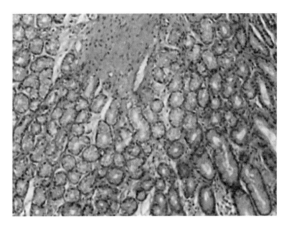

图 50-1 支气管镜病理检查
见含铁血黄素巨噬细胞、小动脉周围有显著向心性纤维增生

【分析与体会】

间质性肺疾病(interstitial lung disease,ILD)又称弥漫性实质性肺疾病(diffuse parenchymal lung disease,DPLD),包括特发性肺纤维化、肺泡蛋白沉积症以及结缔组织病、药物诱发、过敏性、遗传性和放射性等疾病引起的 ILD(如非特异性间质性肺炎、狼疮性肺炎、慢性嗜酸性粒细胞性肺炎、肺出血 - 肾综合征、特发性肺含铁血黄素沉着症、外源性过敏性肺泡炎等)(图50-2)。

此例为狼疮性肺炎患者,狼疮肺炎的主要表现可有发热、干咳、气促,肺 X 线可见片状浸润阴影,多见于双下肺,有时与肺部继发感染很难鉴别。系统性红斑狼疮(systemiclupuserythematosus,SLE)所引起的肺间质性病变主要是急性和亚急性期的磨玻璃样改变和慢性期的纤维化,表现为活动后气促、干咳、低氧血症,肺功能检查常提示弥散功能下降。约 2% 的患者合并有弥漫性肺泡出血(diffuse alveolar hemorrhage,DAH),病情凶险,死亡率高达 50% 以上。临床主要表现为咳嗽、咯血、低氧血症、呼吸困难,胸片显示弥漫肺浸润影,血红蛋白下降及血细胞比容减低常是较特征性表现。对临床症状不典型、鉴别诊断有困难的患者,在肺泡灌洗液或肺活检标本的肺泡腔中发现大量充满含铁血黄素的巨噬细胞,或者肺泡灌洗液呈血性,无脓痰或其他病原学证据,对于 DAH 的诊断有重要意义。10%~20% 的 SLE 存在肺动脉高压,其主要发病机制包括肺血管炎、雷诺现象、肺血栓栓塞和广泛肺间质病变。

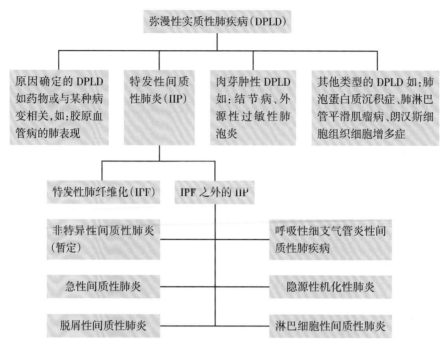

图 50-2　弥漫性实质性肺疾病

【黄茂主任医师点评】

狼疮肺炎有时与肺部继发感染很难鉴别,特别是患者有呼吸道感染症状时,此时纤维支气管镜及活组织病理学检查可为该病的诊断提供重要依据。

(马元　李文娟,邮箱:mayuan1021@126.com)

51. ARDS:自择"良方"的代价

【案例经过】

患者周某,男,44岁,因发热伴呼吸困难5天入院。患者2个半月前因"牛皮癣"口服偏方治疗,数日后感咽痛、干咳,自服"消炎药",此后每日均不规律服用上述两种药物(具体不详),10余天后出现口腔溃疡、胃部不适,1个月前上述症状加重,伴食欲缺乏、乏力、腹泻,5天前出现畏寒、发热,热峰39.0℃,未予重视,病情进一步加重并出现呼吸困难,家属送至我院。急诊查心肌标志物:Mb 51.0μg/L;血常规:WBC 10.6×10^9/L↑,PLT 310.0×10^9/L↑,CRP 35.0mg/L↑;生化:ALT 92.9U/L↑,AST 55.6U/L↑,TP 46.7g/L↓,ALB 30.0g/L↓,G 16.7g/L↓;血气分析(面罩吸氧5L/min):pH 7.5,PCO_2 36.2mmHg,PO_2 71.0mmHg,BE 2.0mmol/L,HCO_3^-

25.6mmol/L。予"头孢哌酮他唑巴坦 + 莫西沙星"抗感染、化痰、保肝等治疗,患者呼吸困难无改善,并出现意识障碍、胡言乱语,收入 EICU,予以气管插管、机械通气,应用高 PEEP 及小潮气量,同时予以"头孢哌酮他唑巴坦 + 莫西沙星"抗感染,并输注丙种球蛋白及白蛋白,适当利尿。数日后痰培养结果回示全耐药的鲍曼不动杆菌(图 51-1),抗生素方案改为"亚胺培南西司他汀 + 万古霉素",症状较前改善,复查胸部 CT 较前改善,症状控制后抗生素逐步降解,调整为"头孢哌酮 / 他唑巴坦 + 万古霉素",复查胸部 CT 后感染较前进一步消退。

【形态学检验图谱】

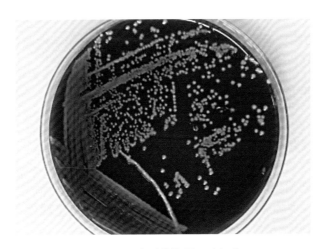

图 51-1 全耐药鲍曼不动杆菌

【分析与体会】

急性呼吸窘迫综合征(acute respiratory distress syndrome,ARDS)是指肺内、外严重疾病导致以肺毛细血管弥漫性损伤、通透性增强为基础,以肺水肿、透明膜形成和肺不张为主要病理变化,以进行性呼吸窘迫和难治性低氧血症为临床特征的急性呼吸衰竭综合征(柏林定义,表 51-1)。ARDS 是急性肺损伤发展到后期的典型表现。该病起病急骤,发展迅猛,预后

表 51-1 ARDS 柏林定义

起病时间	已知临床损伤以及新发或加重性呼吸系统症状出现 1 周以内
胸部影像	双侧致密影——无法由积液、肺不张或结节完全解释
水肿起源	无法完全由心衰或体液超负荷解释的呼吸衰竭 如果无危险因素,则需通过客观评估(如超声心动图)排除静水压性水肿
氧合	
轻度	200mmHg<PaO_2/FIO_2≤300mmHg 且 PEEP 或 CPAP≥5cmH$_2$O
中度	100mmHg<PaO_2/FIO_2≤200mmHg 且 PEEP≥5cmH$_2$O
重度	PaO_2/FIO_2≤100mmHg 且 PEEP≥5cmH$_2$O

极差,死亡率高达 50% 以上。ARDS 治疗的关键在于原发病及其病因,尽早找到感染灶,针对病菌应用敏感的抗生素,可制止炎症反应进一步对肺的损伤。

本例患者"ARDS"诊断基本明确,依据如下:①病因:患者有因"牛皮癣"服用免疫抑制药物的病史,考虑起病有药物相关因素,且痰培养结果示全耐药的鲍曼不动杆菌;②起病时间:患者在 1 周内出现急性发热伴呼吸困难;③氧合指数:<150mmHg;④胸部 CT:提示两肺感染,4 个象限均出现大片状高密度影;⑤排除诊断:患者中年男性,否认既往心脏病病史,NT-proBNP 正常,CVP 无明显异常,临床上可基本排除心功能不全。在该患者的治疗中,痰培养结果为正确选用抗生素提供了至关重要的指导作用。早期患者应用"头孢哌酮他唑巴坦 + 莫西沙星"抗感染,但症状并未有效控制,甚至出现严重呼吸困难、意识障碍,待痰培养结果显示为全耐药的鲍曼不动杆菌后,抗生素方案改为"亚胺培南西司他汀 + 万古霉素",症状较前明显改善,复查胸部 CT 感染亦较前消退。

【张劲松主任医师点评】

确定病原体是诊断肺部感染性疾病的关键,鲍曼不动杆菌为不动杆菌属中最常见的一种革兰阴性杆菌,广泛存在于自然界的水及土壤、医院环境及人体皮肤、呼吸道、消化道和泌尿生殖道中,为条件致病菌。本例为青壮年男性、社区获得性肺炎患者,但由于长期误服免疫抑制剂,起病前出现消化道、呼吸道等多部位感染,最终痰培养结果明确诊断。这提示临床医生,对于社区获得性肺炎患者,经验性治疗有一定局限性,早期行病原学检查,有助于明确诊断和选择最佳的治疗方案。

(马元　朱雯,邮箱:mayuan1021@126.com)

52. 卒中相关性肺炎:屋漏偏逢连夜雨

【案例经过】

患者程某,男,61 岁,因脑出血术后 3 个月,间断发热 2 个月余入院,家属述患者 2012 年 10 月 28 日发生脑出血,于我院手术治疗,术后气管切开,遗留有后遗症,病情稳定后于 414 医院住院治疗,一直有低热,约 2 个月前患者无明显诱因开始出现高热,体温最高达 39.7℃,不伴有畏寒寒战,有黏稠脓痰,不能自行咳出,曾行痰培养示大肠埃希菌(图 52-1),药敏示头孢哌酮/舒巴坦敏感,经抗感染等治疗后未见明显好转,为进一步诊治收入 EICU。入院查体:昏迷状态,GCS 评分 4 分;头颅行去骨板减压术,左侧颞顶部触诊软,张力不高,可见一长约 10.0cm 的弧形切口,愈合良好,顶部可见一长约 3.0cm 的切口;四肢肌张力低,余无特殊。入院后先后查痰培养示:铜绿假单胞菌(图 52-2)、鲍曼不动杆菌(图 52-3)、MRSA(图 52-4)。先后予以比阿培南、替考拉宁、左氧氟沙星、哌拉西林钠 / 他唑巴坦钠、美罗培南及米诺环素抗感染治疗,肺部感染逐渐得以控制,体温降至正常。

【形态学检验图谱】

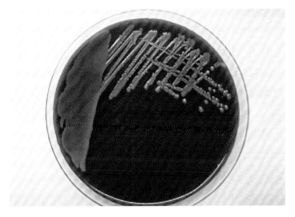

图 52-1　大肠埃希菌

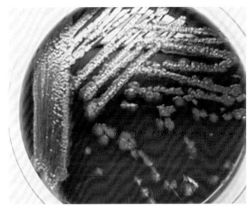

图 52-2　铜绿假单胞菌

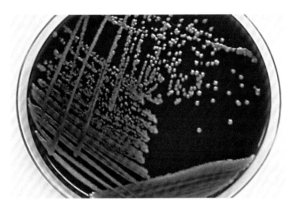

图 52-3　鲍曼不动杆菌

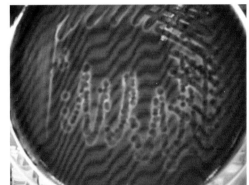

图 52-4　MRSA

【分析与体会】

　　2003 年德国 Hilker 等提出了卒中相关性肺炎(stroke-associated pneumonia,SAP)的概念。国内于 2010 年由神经科、感染科和呼吸科等专家达成关于卒中相关性肺炎的定义,即原无肺部感染的卒中患者患感染性肺实质(含肺泡壁即广义上的肺间质)炎症。卒中相关性肺炎属于医院内获得性肺炎。

　　SAP 临床诊断标准:卒中后胸部影像学发现新或进展性病变,同时合并 2 个或以上临床症状:①体温≥38℃;②咳嗽、咳痰,原呼吸道疾病加重,或伴胸痛;③肺实变体征和(或)湿啰音;④白细胞计数≥10×10^9/L 或≤4×10^9/L,伴或不伴核左移。同时排除肺结核和肺癌等其他类似疾病。此外,病原体检查对治疗有重要指导意义。

　　卒中相关性肺炎属于院内感染,其病原体存在一定差异,这与医院的致病菌、耐药菌以及抗菌药物的使用有关。但总体以革兰阴性杆菌为主,其中以大肠埃希菌、铜绿假单胞菌、肺炎克雷伯菌和鲍曼不动杆菌多见,阳性球菌约占 1/3,以肺炎球菌和葡萄球菌为主。Hilker 等研究报道,卒中相关性肺炎混合感染占 12%,而真菌感染主要是白念珠菌和光滑念珠菌。

多项药敏试验报告显示,卒中相关性肺炎的病原体耐药率高达40%,且存在多重耐药和交叉耐药的情况。

卒中后感染是急性卒中最常见的并发症,国外报道称其发生率为20%,多数感染于急性卒中7天内出现,重症患者可在1天内死亡,死因多为脑疝,而超过1天死亡者中以感染为死因人数居首位,尤其是肺部感染。国内研究表明,卒中相关性肺炎的发病率为11%~25%,与国外基本一致。在急性卒中早期常发生卒中诱发的免疫抑制综合征(stroke-induced immunodepression system,SIDS),SIDS破坏了人体的防御系统,进而导致外源性细菌感染或机会感染,提示急性卒中是感染的高危因素。卒中相关性肺炎的发生与疾病的严重度、卒中的部位、吞咽功能、年龄、性别、治疗是否得当以及患者基础疾病等多种因素相关。诸多研究报道,Glasgow昏迷量表(glasgow coma scal,GCS)≤8分是卒中相关性肺炎的独立危险因素。GCS≤8分即为昏迷,本例患者GCS评分4分,无法自行咳痰,口腔分泌物不能及时排除,易误吸、痰阻,淤积在肺部而导致卒中相关性肺炎。近年来多项研究表明,缺血性卒中和出血性卒中合并肺炎的机会有所不同;脑梗死合并肺炎的机会较脑出血高,但预后较脑出血者好。

总之,卒中发病率和病死率均较高,而卒中后肺炎的危险因素较多,对预后影响大,使得病死率增加,积极行病原学检查,从而采取合理有效的治疗措施,可改善预后。

【张劲松主任医师点评】

卒中的发病率逐年上升,卒中后感染的发生率高达20%以上,是卒中的主要死亡原因,而SAP占卒中后并发感染的首位。有研究表明,卒中相关性肺炎约占肺炎的15%,而卒中相关性肺炎死亡人数约占总肺炎死亡数1/3。卒中相关性肺炎病原体以革兰阴性杆菌为主,其相关危险因素多,对预后影响大,值得引起关注。

(马元　葛爱　朱雯,邮箱:mayuan1021@126.com)

53. 腹水查见肿瘤细胞

【案例经过】

患者,女,65岁,于入院前1个月感觉腹胀,伴腰酸不适,平躺后自觉腹部隆起,未予重视。近日自感腹胀进行性加重,平躺后稍感气促,遂至我院治疗。B超示腹腔积液,行腹腔穿刺引流术并送检腹水。腹水颜色黄,混浊,蛋白(++),总细胞数4100.0×10⁶/L,有核细胞数3467.0×10⁶/L,淋巴细胞80.0%,巨噬细胞16.0%,中性粒细胞4.0%。细胞形态学检查查见大量癌细胞(图53-1,图53-2),此类细胞或聚集成簇或散在分布,形态多样,核质比例增大,可见多核或单核,形态不规则,核深染,染色质粗细不均,可见1个或多个小核仁,胞质丰富,着色不均,部分深染,部分可见纵隔或空泡等。腹水生化示:乳酸脱氢酶1249.0μ/L,腹水葡萄糖1.5mmol/L,腹水氯化物100.0mmol/L。后行病理活检诊断为子宫内膜癌。

【形态检验学图谱】

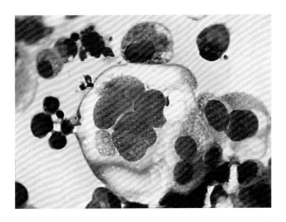

图 53-1　腹水中癌细胞(瑞特 - 吉姆萨染色 ×1000)

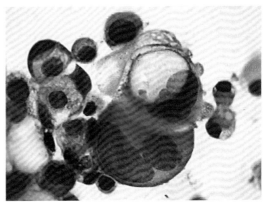

图 53-2　腹水中癌细胞(瑞特 - 吉姆萨染色 ×1000)

【分析与体会】

　　腹水是一种临床常见病症,其病因诊断,尤其是良、恶性腹水的鉴别在临床上具有重要价值。该患者腹水黄色,微浊,细胞数明显增多,分类以淋巴细胞为主。Rivalta 试验:蛋白(++),腹水乳酸脱氢酶 1249.0U/L,且在腹水中查见恶性细胞,可判断为癌性腹水,即肿瘤腹膜转移产生的腹水。

　　恶性腹腔积液常见于胃肠道肿瘤、淋巴瘤以及卵巢肿瘤等。腹水脱落细胞检查对鉴别肿瘤性质、分期、治疗等均相关,并可根据腹水的性状及细胞学检查指导临床诊断。在实践工作中,只需对腹水标本进行常规计数后进行离心、涂片、染色及显微镜下观察,就能为良恶性腹水的鉴别提供重要的依据。

【周道银主任技师点评】

　　浆膜腔积液细胞学检查检出癌细胞是肿瘤腹腔浸润的有力证据。多数恶性细胞分化异常,形态异形,多数细胞形态的典型特征为"三大三千":体积大、核大、核仁大;形态千姿百态、胞质千变万化、胞核千奇百怪;少数不典型的恶性细胞"三大三千"特征并不明显。同一份标本涂片恶性细胞的典型特征和非典型特征可同时存在。在临床实践中,应当重视腹水细胞学检查,为临床对肿瘤的分期、治疗和预后提供快速、便捷、可靠的依据等。

(胡红丽,邮箱:247507238@qq.com)

54. 自身免疫性脑病误诊何其多

【案例经过】

一位医生出去会诊,接回来一个棘手的病例,她说:"快帮忙看看考虑什么病,能想到的抗生素都用了,一点效果都没有,家属急得团团转!"

这是1个21岁的女性患者,因间断发热、气短、颈部酸痛1个月,头痛5天,加重伴呕吐3天于2014年11月18日入院。间断应用抗生素,治疗效果欠佳。颈抵抗3横指。胸部CT显示两肺纹理增多,透亮度降低,可见弥漫磨玻璃影。脑电图广泛轻度异常。初步诊断:①发热待查;②结核性脑膜炎;③隐球菌性脑膜炎;④肺孢子菌肺炎。给予头孢他啶、克林霉素抗感染,更昔洛韦抗病毒,溴己新止咳化痰,甘露醇降颅压治疗。11月19日会诊,考虑不除外隐球菌性脑膜炎,给予伏立康唑治疗。11月20日血沉39.0mm/h,颅压350.0mmH$_2$O,脑脊液:白细胞计数1.0×10^6/L,蛋白质1.0g/L,葡萄糖2.8mmol/L,氯化物119.0mmol/L,腺苷脱氨酶5.0U/L,墨汁染色阴性,抗酸染色阴性。痰抗酸染色阴性。考虑脑脊液蛋白升高,氯化物下降,不排除结核性脑膜炎诊断。予HREZ抗结核治疗,患者头疼无缓解。11月21日颅压390.0mmH$_2$O,脑脊液:白细胞计数4.0×10^6/L,蛋白质0.2g/L,葡萄糖4.3mmol/L,氯化物126.0mmol/L。11月24日颅压325.0mmH$_2$O,脑脊液:白细胞计数2.0×10^6/L,蛋白质0.9g/L,葡萄糖4.2mmol/L,氯化物127.0mmol/L。11月27日头颅MRI+MRV未见异常。12月1日颅压400.0mmH$_2$O,脑脊液:白细胞计数0,蛋白质1.1g/L,葡萄糖3.4mmol/L,氯化物122.0mmol/L。

了解了以上这些,笔者分析道:"患者病程1个多月,头颅影像未见异常,脑脊液白细胞正常,蛋白高,葡萄糖正常,血沉快,'结脑'、'隐脑'和'病脑'都可以排除,因为这三种病脑脊液白细胞数会轻度或明显升高,'结脑'和'隐脑'脑脊液葡萄糖一般会降低。这患者脑脊液出现了细胞蛋白分离现象,但葡萄糖正常,优先考虑自身免疫性脑病,其次个别原发脑膜肿瘤可以出现这样的结果。建议送检自身免疫性抗体和脑脊液细胞学看看。"

12月4日送检结果出来了:抗smD1抗体阳性、抗核糖体P蛋白抗体阳性;脑脊液细胞学只见38个淋巴细胞,3个转化型淋巴细胞和2个单核细胞(图54-1~图54-3)。患者最终确诊为:系统性红斑狼疮性脑病(轻型)。经抗免疫治疗,患者病情得到了有效控制。

【形态学检验图谱】

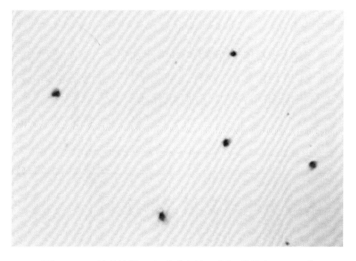

图 54-1　稀疏的淋巴细胞(瑞特 - 吉姆萨染色 ×100)

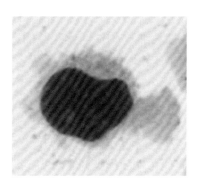

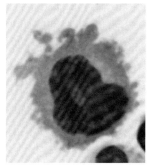

图 54-2　转化型淋巴细胞(瑞特 - 吉姆萨染色 ×1000)　　图 54-3　转化型淋巴细胞 (瑞特 - 吉姆萨染色 ×1000)

【分析与体会】

　　临床上,自身免疫性脑病常常被误诊为颅内感染。两者的鉴别要点在于有没有自身免疫病病史和脑脊液的改变。当我们把两者的病理生理理解了,鉴别诊断并不困难。总结如下:①外界抗原进入蛛网膜下腔可引起颅内免疫反应,脑脊液白细胞会明显增多,早期有中性粒细胞出现。因此结核性脑膜炎、隐球菌性脑膜炎和病毒性脑膜炎,细胞数会增多,而自身免疫性脑病白细胞数基本正常,分类以淋巴细胞为主,可见转化型淋巴细胞,可伴少量单核细胞,不会有中性粒细胞出现。②由于结核分枝杆菌和隐球菌均可消耗葡萄糖以致脑脊液糖降低,而自身免疫性脑病没有病原消耗葡萄糖所以糖正常;③结核性脑膜炎、隐球菌性脑膜炎和病毒性脑膜炎影像一般可看到脑膜强化,而自身免疫性脑病一般无明显异常。

　　脑脊液常规正常时,无法对细胞进行分类。而脑脊液细胞学检测技术可以收集到更多的细胞,可对细胞进行分类,帮助发现疾病的蛛丝马迹。此患者脑脊液生化异常,但常规一直正常,细胞学只有淋巴细胞和单核细胞,所以果断排除了感染性疾病。

【许绍强副主任技师点评】

狼疮脑病的脑脊液细胞学改变虽然缺乏特异性,但与一般的颅内感染差异较大,一般表现为脑脊液白细胞数正常或轻度增高,脑脊液细胞学只有淋巴细胞和单核细胞,可见转化型淋巴细胞。这些特点对狼疮脑病有重要辅助诊断价值。

(郑立恒,邮箱:zhengliheng2006@163.com)

55. 病毒性脑膜炎差点又被误诊了

【案例经过】

又是一个新病号的脑脊液细胞学检查:淋巴细胞67.0%,单核细胞4.0%,激活单核细胞24.0%(图55-1,图55-2),中性粒细胞4.0%,酸性粒细胞1.0%。刚入院的患者激活单核细胞为何竟然达到了24.0%?带着疑问,笔者拨通了主治医师的电话。

"您刚送了脑脊液细胞学检查,患者吴某是刚入院的吧,请问她的病情怎样?"

"患者是刚从外院转来的,33岁,1周前头左侧出现轻度针刺状头痛,无头昏、恶心和呕吐,体温波动在37.5~39.4℃,偶有畏寒,无寒战,无咳嗽、咳痰,无咽痛及全身肌肉酸痛等症状,在诊所肌注退热药物治疗,症状无好转,遂静滴利巴韦林、清开灵、甘露醇治疗3天,症状仍无好转。曾就诊于某三甲医院,诊断为病毒性脑膜炎,给予更昔洛韦抗病毒治疗,后行胸部CT检查诊断两肺感染。静滴甘露醇后腰穿压力210.0mmH$_2$O,脑脊液:白细胞计数290.0×10^6/L,蛋白质1.4g/L,葡萄糖、氯化物正常,考虑肺结核合并结核性脑膜炎转入我院,入院会诊后仍考虑'结脑'。"

"抗结核药物用过了吗?"

"还没用。"

"脑脊液细胞学结果出来了,表现为淋巴-单核细胞反应型,激活单核细胞高达24%,说明之前的抗病毒治疗是有效的,我预测患者病情将会在3~5天之内迅速好转。假如是'结脑',患者在没有进行抗结核治疗的情况下是不可能有这么高比例的激活单核细胞的,应该现表为中性粒细胞为主,其比例可达80%以上,但这患者中性粒细胞只有4%,所以我认为诊断为'病脑'应该是没问题的,建议继续抗病毒治疗,动态观察细胞学变化。"

7天后,复查脑脊液常规+细胞学,结果显示:白细胞数已基本正常,淋巴细胞98%,单核细胞1%,激活单核细胞1%。我再次拨通主治医师的电话报告了结果。

电话的另一边,主治医师激动地说:"今天患者已经办出院了,没想到恢复得这么快,要不是您那天及时地给我们纠正了临床诊断,我们肯定会按抗结核治疗,那可就误诊误治了。太感谢您了!"

【形态学检验图谱】

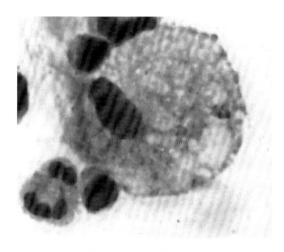

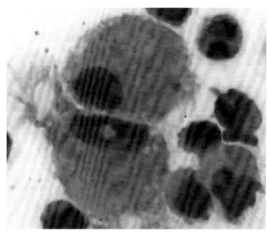

图 55-1　激活的单核细胞(瑞特-吉姆萨染色 ×1000)　　图 55-2　激活的单核细胞(瑞特-吉姆萨染色 ×1000)

【分析与体会】

不同类型的中枢神经系统感染,脑脊液细胞学表现有其各自的特点,通过动态监测脑脊液细胞学的变化可以对感染类型进行鉴别也可以对中枢神经系统免疫状态作出评估。

病毒性脑膜炎和结核性脑膜炎的脑脊液细胞学表现是截然不同的,可以此作为鉴别诊断的参考。病毒性脑膜炎是自限性疾病,发病早期脑脊液细胞学表现为中性粒细胞为主,但中性粒细胞一般会在 1~3 天内迅速消失,取而代之的是淋巴细胞和单核细胞;而结核性脑膜炎发病早期脑脊液细胞学也以中性粒细胞为主,在未进行抗结核治疗的情况下中性粒细胞会居高不下,即使治疗有效,中性粒细胞消失也是缓慢的。激活单核细胞具有强大的吞噬能力,它的出现往往预示着疾病往好的方向发展。激活单核细胞比例显著升高,预示着病情将会迅速好转。

不典型的病毒性脑膜炎和结核性脑膜炎根据临床症状和一般检查结果不易鉴别。此患者起病急,脑膜刺激征不明显,从这点看符合病毒性脑膜炎,但是没有典型的病毒性脑膜炎的上呼吸道感染病史、腹泻或带状丘疹等症状。结核性脑膜炎大多起病缓慢,但也有急性起病的,因此不能以起病急单方面排除。单纯的病毒性脑膜炎一般没有胸部影像学改变,但是此患者胸部 CT 诊断有两肺感染,此时一定要警惕病毒性肺炎合并病毒性脑膜炎。综合该患者的疾病诊断过程,胸部 CT 报告成了病毒性脑膜炎误诊为结核性脑膜炎的转折点,所以临床医生一定要具体问题具体分析,不能单纯依靠某个报告结果就诊断疾病。

一旦病毒性脑膜炎被误诊为结核性脑膜炎是很难纠正的。因为病毒性脑膜炎是自限性疾病,即使按结核性脑膜炎治疗,症状还是会慢慢好转的,因此很容易让医生感觉诊断结脑是正确的。然而,病毒性脑膜炎和结核性脑膜炎的治疗过程有天壤之别的。病毒性脑膜炎患者多在几天之内即可停用抗病毒的药,但结核性脑膜炎患者要连续用 1.5~2 年的抗结核药物,这些药物对人体肝肾损害是比较严重的,对于一个没有结核病的患者用这么长时间抗结核药是非常痛苦的事情。

【刘峥副主任医师点评】

病毒性脑膜炎误诊为结核性脑膜炎是颅内感染诊治的重灾区,一旦误诊患者将会接受长时间的抗结核药物,给患者造成不必要的伤害。本案例再次证明,脑脊液细胞学技术在脑膜炎的鉴别诊断、疾病转归评价等方面有其独特的优势,激活的单核细胞的出现预示着疾病往好的方向发展。希望各级医院加强对此技术的研究及应用,最大限度地减少误诊的发生,提高医疗质量。

（郑立恒,邮箱:zhengliheng2006@163.com;柳晓金,邮箱:252369634@qq.com）

56. 肺小细胞癌:细胞学检查中易漏诊的恶性肿瘤

【案例经过】

患者,老年男性,30年前起间断咳嗽,咳少量白痰,秋冬季节加重。2个月前开始无明显诱因下出现咳嗽较前频繁,非刺激性,咳少量黏白痰,无黄痰或血丝,无明显胸痛,无畏寒发热,无胸闷气喘,无咽痛及全身酸痛。近来明显消瘦,体重下降约5kg,伴有头晕、乏力,10余天前至当地医院行胸部X线片检查示:右上叶占位。当地医院建议至上一级医院进一步诊疗。3天前至我院门诊,拟"右肺占位"收住入院,查胸部CT示:右肺上叶占位,周围性肺癌可能;左肺多发结节影,肺内及胸膜转移不能排除。为明确诊断,行经皮肺细针穿刺细胞学检查和粗针活组织检查。次日细针穿刺细胞学检查报告示:见恶性肿瘤细胞,倾向小细胞癌(图56-1,图56-2)。1周后结合相关免疫组织化学结果活组织病理证实为小细胞癌。

【形态学检验图谱】

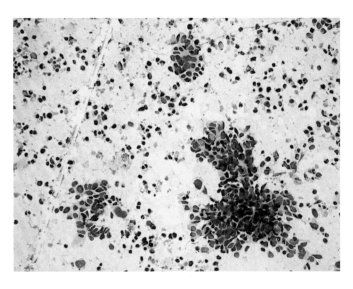

图 56-1 肺穿刺涂片细胞学检查(巴氏 ×100)
小细胞癌瘤细胞呈巢或散在排列

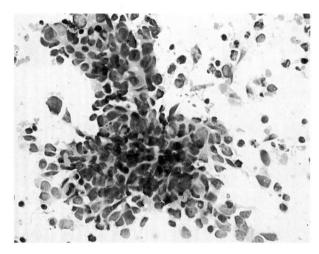

图 56-2　肺穿刺涂片细胞学检查(巴氏 ×100)
小细胞癌瘤细胞较小,核呈卵圆形或燕麦细胞形,胞质极少,部分以裸核形式存在

【分析与体会】

细针吸取细胞学(fine needle aspiration cytology,FNAC)现已成为临床一项较为成熟的微创诊断技术,在体表及某些器官肿瘤性病变的诊断上具有重要作用。经皮肺细胞学检查适用于周围性肺癌的诊断,一般在 CT 引导下进行。适用于胸部 X 线或 CT 不能排除恶性病变,而常规痰细胞学、纤维支气管镜检查又未能确诊病灶性质者。FNAC 方法简便易行,安全性高,副作用少,定位准确,诊断率高。在我们工作中,经皮肺细针穿刺细胞学检查的阳性率较高,常见的肺恶性肿瘤有腺癌,鳞形细胞癌、小细胞癌等,其中,小细胞癌因其癌细胞较小,多呈淋巴细胞样常会引起漏诊。光镜下小细胞癌瘤细胞的形态一般较为均一,大小较一致,可有轻度异形,多呈淋巴细胞样或燕麦细胞形,癌细胞较小,约为淋巴细胞的 2 倍,呈圆形或卵圆形,胞质极少,常以裸核存在。常呈镶嵌状排列,也会成巢或散在排列。小细胞癌常发生于老年男性,与吸烟密切相关,肿瘤生长迅速,容易早期转移,对放、化疗疗效十分明显,因此,及时并准确的诊断对小细胞癌的治疗及预后非常重要。

【箴言】

细胞学检查与诊断是一项特别需要细心和认真的工作,细胞学医生只相信自己的眼。

(戎荣,邮箱:23754119@qq.com)

57. 甲状腺乳头状癌:细胞学诊断不能只看"乳头"

【案例经过】

青年女性患者,10 天前体检发现颈部肿块,不伴呼吸吞咽困难,不伴局部疼痛,不伴声音嘶哑。至我院门诊查甲状腺彩超示:甲状腺右侧叶内实性肿块,大小 2.1cm×1.3cm,右侧颈部淋巴结肿大。当日下午在超声引导下行甲状腺细针穿刺,次日细胞学报告示:(甲状腺右叶穿刺)甲状腺乳头状癌(图57-1~图57-3)。收住入院,完善相关术前检查,拟行甲状腺切除手术,术中快速和术后病理均证实为甲状腺乳头状癌。

【形态学检验图谱】

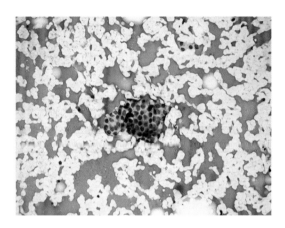

图57-1　甲状腺穿刺细胞学检查(巴氏×100)
滤泡细胞核排列拥挤重叠

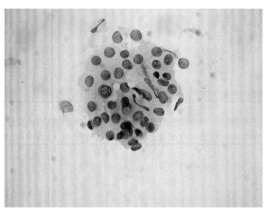

图57-2　甲状腺穿刺细胞学检查(巴氏×400)
滤泡细胞核增大、淡染,可见核内假包涵体

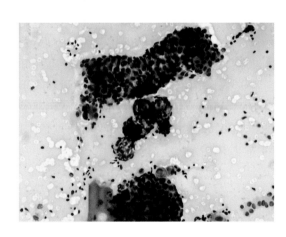

图57-3　甲状腺穿刺细胞学检查(巴氏×100)
滤泡细胞呈乳头状排列

【分析与体会】

　　甲状腺细针穿刺(fine needle aspiration,FNA)近年来在我院开展日益成熟,大多数甲状腺原发性恶性肿瘤具有明显的细胞学特征,在FNA标本中容易诊断,并且能够可靠地诊断良性甲状腺结节,减少不必要的手术。甲状腺乳头状癌(papillary thyroid cancer,PTC)是甲状腺最常见的恶性肿瘤,约占所有甲状腺恶性肿瘤的80%,最常见于30~40岁,男女比例为1∶3。甲状腺乳头状癌通常表现为甲状腺结节,常因体检意外发现,偶尔颈淋巴结转移性病变成为最初临床表现,预后通常较好。甲状腺乳头状癌是甲状腺滤泡上皮来源的恶性上皮性肿瘤,具有特征性的细胞核变化,可出现乳头状结构,但后者并非诊断所必需。滤泡细胞核增大,呈卵圆形或不规则,有时出现核拥挤和重叠,常见纵行核沟、核内假包涵体,染色质粉尘状,核淡染苍白,有单个或多个小核仁,位于细胞核周边,有时可见砂粒体,常见多核巨细胞,胶质量多少不等,呈黏稠的线带状或"口香糖"样。尽管上述细胞核的形态特征是用于诊断甲状腺乳头状癌的典型形态学改变,但当任何一形态改变单独出现时,均不足以明确诊断。只有当这些细胞核特征组合同时出现时,才对甲状腺乳头状癌的确诊有诊断意义。

【箴言】

细胞学诊断需仔细综合判断,既不能漏诊,也不能过诊!

(戎荣,邮箱:23754119@qq.com)

58. 胸腔积液细胞学检查与诊断——发现恶性胸腔积液的"高手"

【案例经过】

老年男性患者,半个月前受凉后出现流涕,咳嗽,咳痰,痰量不多,不伴发热,未予重视。1周前患者咳嗽加重,伴右下胸部疼痛,咳嗽时胸痛症状加重,夜间症状加剧,无痰,胸闷、活动后气喘、乏力明显,无发热,无咯血。外院查胸部 CT 示:右上肺占位及右侧胸腔积液。立即赶至我院行 PET/CT 示:右上叶尖后段见 2 处类圆形结节、肿块影,较大直径约4.6cm,边缘毛糙,周围伴斑片、条索影,局部胸膜增厚、粘连;纵隔、两肺门多发直径小于0.9cm淋巴结;右侧胸腔内中等量积液。当日下午,在超声引导下行胸腔穿刺术,抽出约 600.0ml 血性胸水,送检脱落细胞学检查。胸水巴氏染色涂片中查见恶性肿瘤细胞,倾向腺癌(图 58-1,图 58-2)。遂收住入院,予以抗肿瘤及对症支持治疗。

【形态学检验图谱】

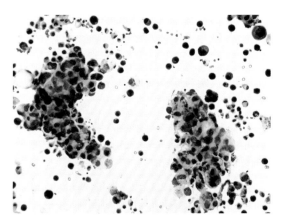

图 58-1 胸水涂片细胞学检查(巴氏 ×100)

腺癌细胞呈乳头状排列

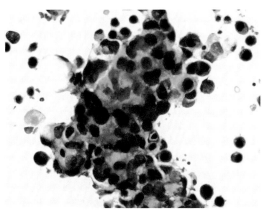

图 58-2 胸水涂片细胞学检查(巴氏 ×200)

腺癌细胞核增大,偏位,细胞之间排列紧密

【分析与体会】

胸水标本是细胞学实验室的常规送检标本,也是分析和诊断疾病的重要依据。产生胸水的原因有很多,如外伤、炎症和肿瘤等。对胸水中的细胞成分的分析可以明确疾病的原因。多数情况下,如出现胸水,外科医生因为手术切口不易愈合,易发生感染等并发症,一般不考虑进行开胸活检手术。因此,胸水细胞学诊断在临床工作中有着重要价值。恶性胸水中的肿瘤细胞最常见为转移癌,而转移癌中80%以上为腺癌。其组织来源常见有:肺、乳腺等。胸水中,腺癌细胞绝大多数以呈团状的结构出现,少数低分化腺癌以散在分布为特征;细胞体积大,大小不一,细胞之间紧密连接,立体感强,细胞边缘光滑,很少见裂隙;肿瘤细胞常排列成球形、梁状、腺管状和乳头状,甚至可出现菊形腺样结构;细胞核偏位或居中,核染色质呈多中心分布,不均匀,常见粗大的核仁,核分裂象可见,瘤巨细胞也较多见。若发现以上结构特点,胸水诊断转移性腺癌将史加容易和可靠!

(戎荣,邮箱:23754119@qq.com)

59. 非典型超雄综合征一例:染色体分析来诊断

【案例经过】

这是一个令临床医生也感到疑惑的病例。一名20岁男性患者,因发现性腺发育障碍1年余入院。患者身高167cm,体重50kg,无嗅觉减退,两侧乳房无发育,阴茎短小无阴毛,Tanner分期1期,无隐睾,无第二性征发育。智力水平正常。检查结果:硫酸脱氢表雄酮3.2nmol/L,性激素结合球蛋白29.9nmol/L;GnRH兴奋试验结果:(0-15-30-60-90-120-180分钟)黄体生成素0.0、0.7、1.3、1.70、1.6、1.4、0.9IU/L,卵泡刺激素0.3、1.2、1.7、2.6、3.0、3.3、3.3IU/L;性激素:促卵泡生成素0.4IU/L,促黄体激素0.1IU/L,泌乳素69.1mIU/L,雌二醇12.7pmol/L,睾酮1.4nmol/L,腕关节发育符合15岁左右男性骨改变。垂体MRI提示垂体内小信号异常,垂体微腺瘤不能除外。睾丸B超示:双侧睾丸体积偏小。

患者性腺发育不良,无第二性征发育,无嗅觉丧失,相关实验室检查结果提示,性激素水平促卵泡生成素、促黄体激素、睾酮均显著降低,GnRH兴奋试验反应低弱,骨龄符合15岁左右男性骨改变,落后于实际年龄,结合以上临床症状和实验结果,考虑诊断为:特发性低促性腺激素型性腺功能减退症。患者外周血染色体检查结果显示,核型为:47,XYY,诊断为XYY综合征,又称超雄综合征(图59-1,图59-2),但患者的临床症状与该征典型症状并不完全相符。

【形态学检验图谱】

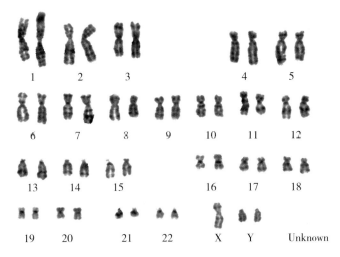

图 59-1 显微镜下采集的外周血染色体 G 显带核型分裂象图

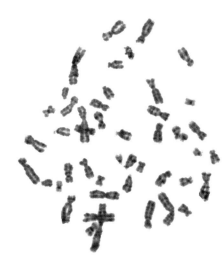

图 59-2 外周血染色体 G 显带核型分析图

图中可见患者染色体数目为 47 条,性染色体可见 1 条 X 染色体和 2 条 Y 染色体

【分析与体会】

对于这位患者,临床医生首先考虑特发性低促性腺激素型性腺功能减退症(idiopathic hypogonadotropic hypogonadism,IHH),该症包括一大组疾病,先天性 GnRH 神经元缺陷、垂体促性腺激素缺乏或分子结构异常、慢性全身性疾病、精神应激、严重体重丢失或长期剧烈运动都可引起促性腺激素缺乏。此类病患喉结小,阴腋毛缺如,一般骨龄落后于实际年龄,部分有嗅觉障碍,还可伴发唇腭裂或神经系统异常。本案例中,患者的临床症状和实验室检查结果支持该诊断,但染色体检查结果诊断为 47,XYY,诊断为 XYY 综合征。

XYY 综合征,又称超雄综合征,是一种性染色体异常综合征。由于精子形成过程中第二次减数分裂期发生 Y 染色体不分离所致。核型常见为 47,XYY。本病患者一般表现为身材高大,常超过 180.0cm,多有性格异常,暴躁粗鲁攻击性行为。大部分患者性发育正常,少数出现性腺发育不良、隐睾、阴茎小、生精过程障碍和生育力下降等症状。本案例中,患者身高 167.0cm,阴茎短小,无第二性征发育,性激素水平显著降低,诊疗过程中未发现明显性格异常,患者的临床症状与该征典型症状不完全相符。

【陈欢欢医师点评】

XYY 综合征 1961 年由 Sandberg 等首先报道,即超雄综合征,它是一种性染色体异常综合征。由于精子形成过程中在减数分裂 Ⅱ 期发生 Y 染色体不分离,使部分精子含有 2 条 Y 染色体,与正常含有 1 条 X 染色体的卵子结合形成。主要表现为身材特别高,智能低于平均水平。XYY 综合征患者脾气暴烈,易激动,研究发现罪犯中 XYY 患者比较多。患者的性腺、第二性征和正常男性一样,但有睾丸功能轻度障碍,其表现是精子形成障碍;血睾酮含量正常,FSH 与 LH 轻度上升。XYY 综合征也有一些变型。但本例临床症状与该征典型症状不完全相符,尤其是 FSH、LH 水平降低,故染色体疾病表现存在个体差异,需要染色体检查以助确诊。

【箴言】

染色体疾病临床症状较为复杂,存在个体差异,需与内分泌疾病鉴别,以染色体检查结果作为诊断依据。

(徐婷,邮箱:xu_ting85@163.com)

60. 长不大的娃娃究竟怎么了?

【案例经过】

一名女童因身材矮小来我院就诊,初见患者感觉像七八岁的孩子,询问下才了解患者已经 14 岁,身高仅 126cm,体重 31kg,面容幼稚,智力正常,患者父母称孩子一直长不大,不长个子也没有发育。查体发现患者有轻度肘外翻和颈蹼,无阴毛腋毛,外生殖器幼稚。检查结果如下:生长激素(10:00)1.0ng/ml,促卵泡生成素 88.6IU/L,促黄体激素 19.5IU/L,泌乳素 283.5mIU/L,黄体酮 2.3nmol/L,睾酮 <0.01nmol/L,雌二醇 25.0pmol/L,硫酸脱氢表雄酮 1.3。骨龄与 17 岁骨龄符合。子宫附件超声提示始基子宫。患者父亲身高 157cm,母亲身高 172cm,家族中姑姑和奶奶身高均偏矮。母亲第一胎妊娠 7 个月流产,第二胎为女儿,出生第二天去世,该患者为第三胎。

该患者主要表现为身材矮小,性征未发育,智力水平基本正常,促卵泡生成素和促黄体激素水平高,骨龄与 17 岁骨龄符合,提示青春期已启动,但雌二醇水平低下,身材矮小,外生殖器幼稚,始基子宫,排除青春期发育延迟,考虑 Turner 综合征可能性大,需行染色体检查确诊。经检查,患者的染色体检查核型为:44,X,rob(13;14),确诊为 Turner 综合征,同时伴有 13 和 14 号染色体罗伯逊易位(图 60-1,图 60-2)。Turner 综合征治疗主要酌情使用生长激素,改善患者身高,其恢复生育的可能性极低。明确诊断后,患者出院。

【形态学检验图谱】

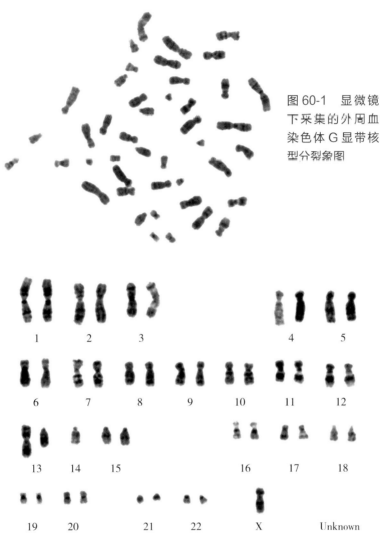

图 60-1 显微镜下采集的外周血染色体 G 显带核型分裂象图

图 60-2 外周血染色体 G 显带核型分析图

图中可见患者染色体数目为 44 条,仅有 1 条 X 染色体,且 13 号和 14 号染色体发生罗伯逊易位形成 1 条衍生染色体

【分析与体会】

　　患者主要表现为身材矮小、性征未发育,考虑为青春期发育延迟、生长激素缺乏性侏儒症或 Turner 综合征。青春期发育延迟突出表现为童年期和青春期前生长速率减慢,青春期启动晚,但最终可获得正常的性成熟。生长激素缺乏性侏儒症表现为生长激素缺乏,可分为先天性生长激素缺乏和获得性生长激素缺乏,其中获得性生长激素缺乏可由下丘脑垂体区肿瘤、外伤、感染及放射性治疗等引起。综合临床症状和检查结果该患者考虑 Turner 综合征

可能性大,经染色体检查确诊为 Turner 综合征。

Turner 综合征为先天性卵巢发育不全综合征,是人类常见的性染色体疾病之一。其主要临床特征为身材矮小、性腺发育不全(包括第二性征发育不全和内生殖器发育异常),部分患者会出现颈蹼、肘外翻、后发际低、肾脏畸形等表现。本案例中仔细观察患者外貌,存在轻度肘外翻和轻度颈蹼表现,但无明显盾状胸、眼距宽、发际低等异常面貌。性激素检查提示下位卵巢无反应,符合 Turner 综合征表现。Turner 综合征患者核型有以下几种:45,X 即 X 单体型,最为常见;46,XX /45,X 即嵌合型;46,X,iX(p)或 46,X,iX(q)即 X 短臂或长臂等臂;46,XXp⁻ 或 46,XXq⁻ 即 X 短臂或长臂缺失。不同的核型表现出不同的临床症状。本案例中,患者核型为 44,X,rob(13;14),为 X 单体型,故表现出 Turner 综合征的典型症状。

此外,本例患者还有 13 和 14 号染色体罗伯逊易位,这是发生于近端着丝粒染色体的一种易位形式,当两个近端着丝粒染色体在着丝粒或着丝粒附近部位发生断裂后,二者的长臂在着丝粒处接合在一起,形成一条由长臂构成的衍生染色体。两个短臂则构成一个小染色体,小染色体往往在第二次分裂时丢失,而由两条长臂构成的染色体上则几乎包含了两条染色体的全部基因,因此,单纯罗伯逊易位携带者有 45 条染色体,表型一般正常,只在形成配子的时候会出现异常,造成胚胎死亡而流产或出生先天畸形患儿。本案例中,患者母亲第一胎流产,第二胎足月产出生后夭折,而第三胎即患者为罗伯逊易位,提示患者的双亲可能为易位携带者,可进行染色体核型分析确证。

【陈欢欢医师点评】

先天性卵巢发育不全是由 Turner 在 1938 年首先描述,称 Turner 综合征,其病因为 X 染色体单体或 X 染色体结构异常,因性染色体数目或形态异常致使卵巢不发育而呈条索状。除表现原发性闭经外,尚有身材矮小、第二性征不发育,颈蹼和肘外翻等异常,最常见的染色体核型为 45,XO。本例中 Turner 综合征合并罗伯逊易位较罕见,由于 Turner 综合征表型不均一,有时需进行细胞遗传学或分子生物学检查以助鉴别。

【箴言】

染色体检查可确诊染色体疾病。传统的染色体显带核型分析技术对染色体疾病的诊断仍有不容忽视的重要意义。

(徐婷,邮箱:xu_ting85@163.com)

61. 系统性红斑狼疮:抗核抗体和抗双链 DNA 抗体荧光图谱的临床价值

【案例经过】

女性患者,近 3 个月来出现皮疹伴双眼睑水肿,曾到当地医院行尿液检验,结果显示:尿白细胞(−),尿蛋白(++),尿隐血(++),经过静脉输液抗感染、抗过敏、降尿蛋白等治疗效果不佳。于是转至我院门诊行抗核抗体(ANA)及双链 DNA 抗体(dsDNA 抗体)、可提取性核抗原(ENA)抗体谱检查发现,ANA 1∶3200,阳性,颗粒型(图 61-1);dsDNA 抗体 1∶1000,阳性(图61-2);SSA 抗体、SSB 抗体、Sm 抗体、组蛋白抗体均阳性。24 小时尿蛋白出现异常:1.5g/24h。免疫功能检查发现补体出现下降:补体 C4 0.04g/L,C- 反应蛋白 1.42mg/L,补体 C3 0.10g/L。考虑为系统性红斑狼疮(systemic lupus erythematosus,SLE)活动期,狼疮性肾炎。患者立即入院,完善其他相关辅助检查,同时予泼尼松片 10mg qd+ 他克莫司胶囊 1mg,并积极降尿蛋白、抗凝、消炎止痛、护胃等对症支持治疗。经过 34 天住院治疗后患者情况获得了明显好转(图 61-3,图 61-4)。

【形态学检验图谱】

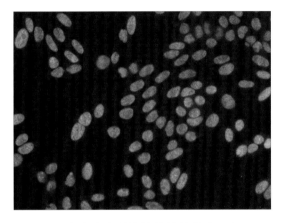
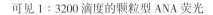

图 61-1　患者治疗前的抗核抗体荧光图(HEp-2 细胞基质)

可见 1∶3200 滴度的颗粒型 ANA 荧光

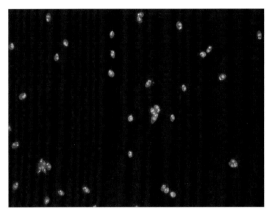

图 61-2　患者治疗前的抗双链 DNA 抗体荧光图(绿蝇短膜虫基质)

可见 1∶1000 滴度的抗双链 DNA 抗体荧光

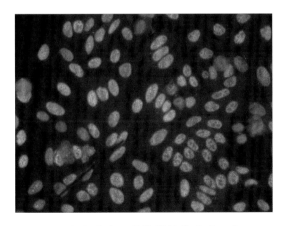

图 61-3　患者治疗后的抗核抗体荧光图(HEp-2 细胞基质)

可见 1∶1000 滴度的颗粒型 ANA 荧光

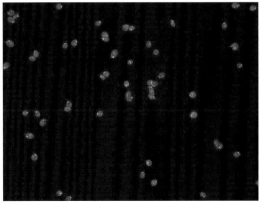

图 61-4　患者治疗后的抗双链 DNA 抗体荧光图(绿蝇短膜虫基质)

可见 1∶10 滴度的抗双链 DNA 抗体荧光

【分析与体会】

SLE 是一种典型的系统性自身免疫性疾病,其发病机制非常复杂,既有内在因素(遗传、内分泌、免疫失衡等),又有外来因素(感染、药物、紫外线、食物等)的作用,是严重危害人类健康的疾病,本病遍及全世界,患病率为 4/10 万~70/10 万,黑人和亚洲人患病率高,多见于青年女性,男女比为 1∶10 左右,发病高峰在 15~40 岁育龄期。本病的病程常是缓解和发作相交替,患者在疾病的发生发展过程中其免疫病理表现为细胞免疫功能失衡、体液免疫功能亢进,患者体内常存在高水平的免疫球蛋白和高滴度的自身抗体谱如 ANA、抗 dsDNA 抗体等,多种自身抗体的出现既是机体免疫功能紊乱的结果,又是引起组织病变的原因。体内出现多种自身抗体对 SLE 的诊断具有重要意义,2009 年美国风湿病学会(ACR)对 SLE 修订的最新诊断标准将 ANA、抗 dsDNA 抗体滴度异常等作为免疫学异常诊断标准之一。

ANA 的检测方法较多,而间接免疫荧光法(indirect immunofluorescence,IIF)是其筛查的参考方法,而 HEp-2 细胞作为 IIF 法检测 ANA 的标准基质;ANA 荧光核型包括均质型、颗粒型、核周型、核仁型等,不同核型具有不同的临床意义,本病例的颗粒型荧光常常由 SSA 抗体、SSB 抗体等引起。抗 ds-DNA 抗体检测包括 Far 法、ELISA 法、IIF 法等,而 IIF 法较为常见,一般推荐绿蝇短膜虫或马疫锥虫作为抗 ds-DNA 抗体荧光检测的基质。绿蝇短膜虫为基质抗 ds-DNA 抗体荧光片子观察时主要的注意点要区别虫体细胞核(比较大,一般位于虫体中间,图 61-2 和图 61-4 蓝色箭头所示)还是动基体(一般位于近虫体尾部,图 61-2 和图 61-4 红色箭头所示)引起的荧光,只有动基体部位出现荧光才能确定抗 ds-DNA 抗体阳性。抗 ds-DNA 抗体不但对 SLE 诊断有意义,其滴度与 SLE 活动性、疗效呈相关,与狼疮性肾炎及其预后也密切相关。根据本病例荧光图谱,经过治疗后,ANA 滴度有一定的下降,但抗 ds-DNA 抗体滴度出现非常明显下降,说明疗效较好。

【箴言】

自身抗体检查对于 SLE 的诊断具有重要意义,在免疫学、分子生物学实验技术日益发展的今天,IIF 法检测自身抗体仍具有其特有的优势。自身抗体荧光图谱检查结合滴度报告能较好为 SLE 的临床诊断及治疗提供非常重要的信号。

(王瑜敏,邮箱:wym0577@163.com)

62. 大便里的"虫卵"

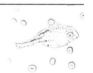

【案例经过】

门诊患者,男,62 岁,有糖尿病病史。患者自述,基本每日大便中均可见约芝麻或菜籽大小的黄色颗粒物,怀疑为虫卵,自觉腹部不适。观察患者粪便为浅棕色,性状软,可见如患者描述的黄色颗粒物掺杂在粪便中,隐血试验为阴性。镜检未见红细胞、白细胞及其他异常细胞,未见寄生虫成虫及寄生虫卵,但可见多数花粉颗粒(图 62-1,图 62-2)。患者否认有特殊日常饮食及用药史,进一步询问患者得知除服用处方降糖药外,也服用过治疗糖尿病的保健品胶囊,推测此类保健品胶囊主要成分应为花粉类物质。

【形态学检验图谱】

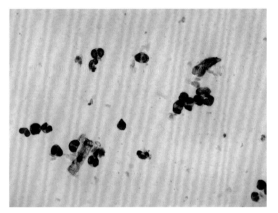

图 62-1　花粉颗粒

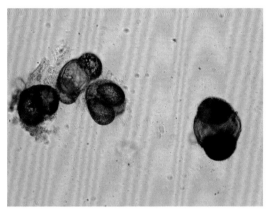

图 62-2　花粉颗粒

【分析与体会】

　　显微镜下的形态学检验是临床基础检验的重点和难点,同时也是临检的特色之一。形态学识别可上升到循证医学的高度,对特殊疾病的临床诊断意义重大。医院检验科室的临检工作人员应加大形态学学习和培训的力度,尤其是体液及排泄物等。花粉类物质应注意与一些寄生虫虫卵相鉴别。

（高丽,邮箱:13814031013@163.com）

63. 粪便里的"石头"

【案例经过】

　　门诊患者,男,65 岁,因消化道溃疡就诊。留取粪便标本行"粪便常规 + 隐血组套"检查,观察粪便为棕黄色,性状软,可见有些许白色物质掺杂在粪便中,隐血试验为阳性。镜检未见红细胞、白细胞及其他异常细胞,但见大量结晶体,形态类似尿液中的三价磷酸盐结晶(图 63-1,图 63-2)。询问患者简要病程,得知患者前一日行钡餐消化道造影检查。

【形态学检验图谱】

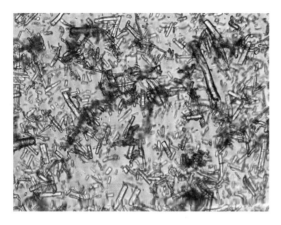

图 63-1 粪便镜检图
未见红细胞、白细胞及其他异常细胞,但见大量结晶体

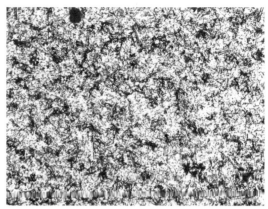

图 63-2 粪便镜检图
结晶形态类似尿液中的三价磷酸盐结晶

【分析与体会】

粪便常规的镜检,往往是在日常工作中容易被忽视的部分。加强粪便涂片的镜检,不仅可以加强临检工作人员的形态学基本功,而且鼓励形态学观察紧密结合患者的临床病史。如果本案例的镜检结果不结合患者的检查或用药史,则可能会被误认为某种"粪石症"。

(高丽,邮箱:13814031013@163.com)

64. 一个被误诊为结核性脑膜炎的脑膜癌病例

【案例经过】

患者,男,52 岁。3 个月前无明显诱因出现反复头痛,主要是后枕,头顶以及双颞胀痛,伴恶心、呕吐,视物重影,每日头痛均有发作,休息及局部按摩后难以减轻,无发热、咳嗽。2014 年 11 月头颈 MRI:颈椎间盘突出,左侧脑室后角异常信号影,治疗后无明显改善。后在广州某医院行头颅 MRI+ 增强示:左侧枕叶异常结节影伴出血,注意排除血管瘤或肿瘤。2014 年 12 月 11 日在另一家医院住院,腰穿:颅压 330.0mmH$_2$O,白细胞正常,蛋白质明显升高。12 月 18 日脑脊液中可见少量轻度异型细胞。为进一步诊治,于 12 月 30 日入广州某脑科医院,初步诊断:①脑膜病变性质待查;②左侧枕叶海绵状血管瘤。入院后,脑脊液:无色透明,白细胞计数 29.0×10^6/L,单个核细胞 76.0%,多个核细胞 24.0%,蛋白质 1.7g/L,葡萄糖 2.4mmol/L(↓),氯化物 108.9mmol/L(↓)。病毒抗体检测阴性,脑脊液寡克隆蛋白电泳阴性,脑脊液寄生虫抗体检测阴性,结核菌及隐球菌检测阴性,血及脑脊液肿瘤标志物(AFP、CEA、HCG)阴性。考虑结核性脑膜炎可能性大,经抗结核及对症支持治疗后,病情平稳,头痛症状较前减轻,无明显发热。后面两次脑脊液常规及生化与第一次结果相近,两次细胞学均发现明显异型细胞(图 64-1~ 图 64-4),核大畸形,核仁明显,胞质丰富,强嗜碱性,部分可见空泡,考虑肿瘤细胞可能性大。

两次脑脊液中均可见异型细胞,高度怀疑肿瘤脑膜转移可能。由于患者外院肺部 CT,腹部彩超等未见明显异常,血清肿瘤指标阴性,需要进一步明确肿瘤诊断以及来源。PET/CT 检查提示:①右肺上叶尖段占位,糖代谢增高,考虑周围型肺癌;纵隔 1R/2R/4/5/6/7/9/10/11 组淋巴结代谢增高,考虑转移瘤;②左侧枕叶混杂密度结节影,糖代谢增高,考虑转移瘤伴出血,脑干周围环形 T2 flair 高信号,糖代谢未见增高,建议 MRI 检查排除脑膜病变;③肝 s4 稍低密度结节灶,糖代谢增高,考虑转移瘤;④全身骨骼多发骨质破坏,糖代谢增高,考虑转移瘤。经肿瘤治疗中心会诊,最终诊断为:周围性肺癌,合并脑部、纵隔淋巴结、肝以及多处骨转移。

【形态学检验图谱】

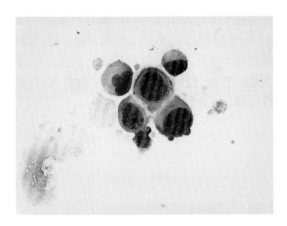

图 64-1　脑脊液中的异型细胞(瑞特 - 吉姆萨染色 ×400)

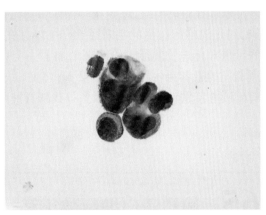

图 64-2　脑脊液中的异型细胞(瑞特 - 吉姆萨染色 ×400)

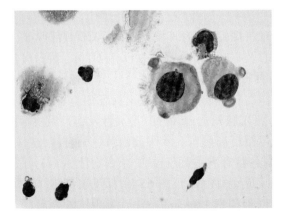

图 64-3　脑脊液中的异型细胞(瑞特 - 吉姆萨染色 ×400)

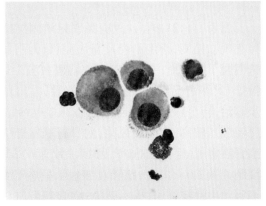

图 64-4　脑脊液中的异型细胞(瑞特 - 吉姆萨染色 ×400)

【分析与体会】

脑膜癌病的临床表现复杂多样,常亚急性或慢性起病,缺乏典型的症状、体征,主要表现为脑、脑神经、脊神经受累症状,最常见的首发症状为头痛、恶心、呕吐等。由于临床表现缺乏特异性,病程长,脑膜癌病常被误诊为结核性脑膜炎,尤其是没有肿瘤病史,以脑膜刺激征起病的患者。本案提示,临床上对有明显的高颅压和脑膜刺激征表现,按炎症治疗无效,病情进行性加重的患者,应用脑脊液细胞学排除脑膜癌的可能。此技术发现肿瘤细胞是确诊脑膜癌病的金标准,其诊断的敏感性为75%~90%,特异性为100%。因此,在脑脊液常规检测的基础上,加做脑脊液细胞学检查对诊断脑膜癌有重要的价值。

【陈文明主任医师点评】

本案例以头痛为首发症状,不发热,头疼定位比较明显,脑脊液白细胞数升高不多,这些不支持结脑,但诊治过程中,临床医生忽视了磁共振增强的提示和脑脊液发现轻度异型细胞的提示,第一次腰穿脑脊液蛋白高、糖低,其他检测结果阴性,抗结核及对症支持治疗后,患者症状明显好转,更加坚定了"结脑"的诊断。连续两次脑脊液细胞学提示发现明显异型细胞,纠正的临床医生的判断,结合PET-CT的诊断,肺癌脑膜转移得到了明确诊断。血及脑脊液肿瘤标志物阴性也给诊断增加了一定的难度,因此脑脊液细胞学应用非常重要。明显颅高压的患者,脑脊液检查结果不典型时,应注意及时复查,包括脑脊液细胞学检查,心中要有脑膜癌鉴别诊断的概念,注意寻找脑脊液中肿瘤细胞,方能尽快确诊。

(许绍强,邮箱:xushq2005@126.com)

65. 脑脊液白细胞数正常竟然是结核性脑膜炎

【案例经过】

患者,男,21岁。4天前无明显诱因突然出现头痛症状,为阵发性钝痛,双额颞部明显,伴有视物模糊,行走不稳及高热症状,无明显恶心及呕吐症状。某医院头颅CT示:脑积水,蛛网膜下腔出血;头颅MRI示:脑膜及脑干周围明显强化,考虑炎性病变。给予脱水抗感染治疗(具体情况不详),症状明显好转,并出现发作性肢体抽搐症状,意识状态变差。为进一步诊治,转至广州市某脑科医院,入院初步诊断为:①脑积水;②癫痫(全面性发作)。考虑到患者颅压较高,有脑疝风险,次日行脑室外引流术缓解高颅压。术中放出黄色脑脊液,送检脑脊液常规、生化、细胞学、细菌涂片等。结果回报:脑脊液呈黄色透明,蛋白定性(++++),白细胞计数 6.0×10^6/L,脑脊液细胞学呈淋巴细胞反应型(图65-1,图65-2),偶见浆细胞、单核细胞及中性粒细胞,提示感染;脑脊液蛋白2.6g/L,葡萄糖1.8mmol/L;涂片发现抗酸杆菌(图65-3,图65-4)。结合临床症状、体征、影像学检查、实验室检查综合考虑,结核性脑膜炎诊断明确。经抗结核治疗及对症支持治疗,患者意识状态较前明显好转。

【形态学检验图谱】

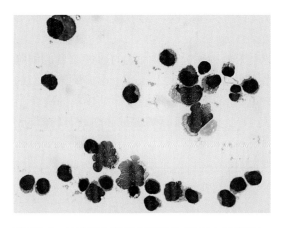

图 65-1　脑脊液细胞学呈淋巴细胞反应型(瑞特 - 吉姆萨染色 ×400)

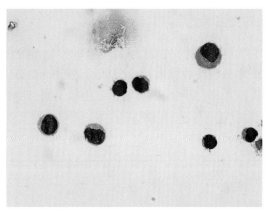

图 65-2　脑脊液细胞学呈淋巴细胞反应型(瑞特 - 吉姆萨染色 ×400)

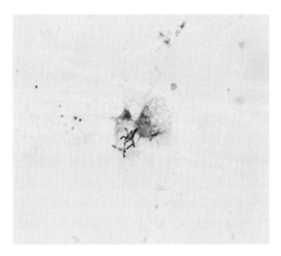

图 65-3　抗酸杆菌阳性(抗酸染色 ×1000)

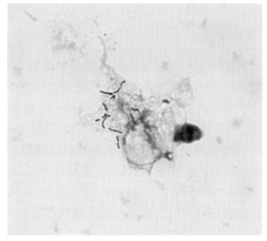

图 65-4　抗酸杆菌阳性(抗酸染色 ×1000)

【分析与体会】

　　临床上脑积水的原因是多方面的,可能是感染性、非感染性或肿瘤性等。案例中患者来院时表现为明显发热头痛症状,结合影像学检查,考虑感染性脑积水可能性大。在这种情况下,临床治疗上及时采取了脑室外引流并做了相关检查,由于改良抗酸染色法的应用,使得患者及时确诊。在脑积水病因未明确的情况下,脑室腹腔引流术一定要十分谨慎,假如这个患者采取了这个措施会造成人为的结核菌播散到腹腔,后果不堪设想。

　　此案例,患者脑脊液白细胞数不高,蛋白明显升高,应该与梗阻引起的脑积水有关。梗阻一方面造成蛋白循环障碍,使其明显升高,另一方面不利于免疫细胞快速进入脑脊液中抵抗病原菌或者在释放脑脊液时有物理阻挡截留了部分白细胞。因此脑脊液白细胞数不高时,要考虑是否有梗阻存在,同时综合影像学、脑脊液生化等综合分析,而不能直接排除结核感染的可能。

【郑立恒博士点评】

本病例第一次送检脑脊液即检出抗酸菌,是由于采用了近几年发表的通过改良的细胞玻片离心法收集有形成分然后进行抗酸染色,此法使得阳性率大大提高。本病例给我们的提示是:有梗阻而脑脊液白细胞数不高,同时蛋白高,葡萄糖降低,不能放弃结核菌的检查。

(许绍强,邮箱:xushq2005@126.com)

66. 狼疮脑病? 隐球菌性脑膜炎? 结核性脑膜炎?

【案例经过】

记得有一次去某医院讲脑脊液细胞学临床应用,一个主任和他的同事走过来对我说:"您终于来了,有个患者颅内感染定性很困难,我们对下一步怎么处置束手无策了。"

我认真看完病历资料。这是一个 44 岁的女性患者,2014 年 7 月确诊为系统性红斑狼疮,应用"泼尼松""依那普利""美托洛尔片"及"呋塞米""螺内酯"治疗。10 月 28 日无明显诱因出现头痛,无恶心、呕吐,体温最高可至 39.0℃。10 月 30 日头痛加重,伴恶心、喷射状呕吐就诊于某医院,发现肺部阴影,诊断为:①狼疮性脑病;②狼疮性肺损害,肺部感染? 治疗(用药不详)后症状无好转于 11 月 3 日转入此院,查体:体温 36.3℃,神志清楚,语言流利,查体合作;面部和皮肤黏膜可见红斑,淋巴结无肿大,心、肺、腹未见异常;双下肢无水肿;颈抵抗 1 横指。

11 月 3 日头颅 CT:左侧额叶腔隙性梗死;胸部 X 线片:双肺散在密度增高不均匀阴影,右肺明显,怀疑肺结核;胸部 CT:双肺多发感染性病变,以双肺上叶和右肺下叶背段为著。

11 月 8 日体温 39.2℃,颅压 215.0mmH$_2$O(用甘露醇后),脑脊液检查:白细胞计数 120.0×10^6/L,多核细胞占 70.0%,脑脊液蛋白 1.0g/L,葡萄糖 1.6mmol/L,氯化物 110.0mmol/L,离心涂片抗酸染色(−),TB 病毒 DNA(−),墨汁染色(−)。痰抗酸染色(−)。考虑结核性脑膜炎开始抗结核治疗,不除外狼疮脑病。

病历看到这里我说:"狼疮脑病可以排除,因为几乎所有自身免疫性脑病脑脊液白细胞数正常,即使增高也不会超过 20.0×10^6/L,并且不会出现中性粒细胞。"

11 月 11 日颅压 235.0mmH$_2$O,脑脊液检查:白细胞计数 157.0×10^6/L,多核细胞占 61.0%,脑脊液蛋白 1.0g /L,葡萄糖 2.0mmol/L,氯化物 111.0mmol/L,TB 病毒 DNA(−)。肺炎支原体抗体(+),结核抗体(−),淋巴细胞培养 +γ 干扰素测定(−)。考虑不除外隐球菌感染加用氟康唑。

11月14日颅压80.0mmH₂O,脑脊液检查:白细胞计数82.0×10⁶/L,脑脊液蛋白0.7g/L,葡萄糖2.5mmol/L,氯化物115.0mmol/L。

11月21日颅压200.0mmH₂O,脑脊液检查:白细胞计数56.0×10⁶/L,脑脊液蛋白0.9g/L,葡萄糖2.3mmol/L,氯化物114.0mmol/L。

11月24日颅压210.0mmH₂O,脑脊液检查:白细胞计数78.0×10⁶/L,脑脊液蛋白0.7g/L,葡萄糖2.5mmol/L,氯化物115.0mmol/L。

11月29日患者自述因胃部不适1周前停用口服抗结核药、氟康唑和甲泼尼龙。体温升高至39.0℃,伴头痛、周身不适,呕吐。把口服甲泼尼龙改为地塞米松静脉注射,甘露醇每6小时1次。

12月1日又开始服用抗结核药物。

12月3日头痛、恶心、呕吐,不能坚持规律口服抗结核药物。

12月5日颅压190.0mmH₂O,脑脊液检查:白细胞计数162.0×10⁶/L,多核细胞占75.0%,脑脊液蛋白1.2g/L,葡萄糖1.3mmol/L,氯化物111.0mmol/L。

12月10日颅压180.0mmH₂O,白细胞计数142.0×10⁶/L,多核细胞占70.0%,脑脊液蛋白1.0g/L,葡萄糖1.4mmol/L,氯化物114.0mmol/L。

由于自行停药,脑脊液检查发现病情恶化。了解了以上这些,我说:"狼疮脑病不考虑,狼疮是并发了'隐脑'还是'结脑'鉴别诊断困难,但是应用玻片离心涂片法无论诊断'隐脑'还是'结脑'阳性率都很高,抽取脑脊液我拿回去看看吧。"

结果出来了,脑脊液细胞学:中性粒细胞占80.0%(图66-1),淋巴细胞占16.0%,单核细胞占4.0%,改良抗酸染色阳性(图66-2)。马上停用抗真菌药物。12月16日胃部不适稍有缓解,重新口服乙胺丁醇、吡嗪酰胺,联合利福平针剂、异烟肼针剂抗结核治疗,脑脊液细胞学动态监测病情并指导治疗,患者病情逐渐好转出院。

【形态学检验图谱】

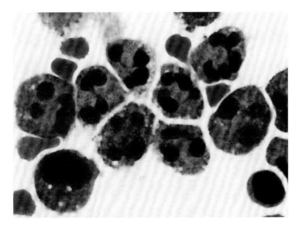

图66-1 脑脊液中的中性粒细胞(瑞特-吉姆萨染色×1000)

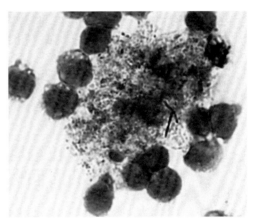

图66-2 抗酸杆菌阳性(改良抗酸染色×1000)

【分析与体会】

由于狼疮患者长期应用激素,容易合并颅内感染,狼疮合并狼疮脑病和颅内感染都是临床上的重症,病死率很高,及时诊治非常重要,但是它们均可表现为头疼、恶心、呕吐,影像学检查缺乏特异性,相互间误诊率高,实验室检查非常重要,尤其是应用较少的脑脊液细胞学和改良抗酸染色意义重大。

狼疮脑病患者多数伴有认知障碍和精神异常,但脑脊液白细胞数大多正常,且以淋巴细胞为主,蛋白可正常或稍高,葡萄糖和氯化物正常,比较容易与结核性脑膜炎或隐球菌性脑膜炎区分开。

狼疮合并颅内感染以隐球菌性脑膜炎最多,其次为结核性脑膜炎,传统的墨汁染色阳性率低于玻片离心涂片法,一般需要多次送检才能确诊。病原学是诊断结核性脑膜炎的金标准,离心涂片抗酸染色阳性率极低,很多医院几十年未发现1例阳性,改良抗酸染色的敏感性从离心涂片法的3.3%提高到82.9%[1],在结脑诊断方面有了质的飞跃。但是玻片离心涂片技术在各级医院没有受到足够重视,应用不多。神经内科和检验科不仅应重视细胞学在颅内疾病鉴别诊断中的应用,还要及时沟通,提高工作效率,尽早使此类患者得到确诊,以降低致残率和死亡率。

【许绍强副主任技师点评】

系统性红斑狼疮合并狼疮脑病或颅内感染均为重症,及时鉴别诊断对治疗非常重要。实践表明,脑脊液细胞学和改良抗酸染色法在中枢神经系统感染性疾病的诊断和鉴别诊断中起到非常好的作用,临床和检验科室应予以重视并将其应用于临床诊断。

参考文献

[1] Feng GD,Shi M,Ma L,et al. Diagnostic Accuracy of Intracellular Mycobacterium tuberculosis Detection for Tuberculous Meningitis . Am J Respir Crit Care Med,2014,189(4):475-481.

(郑立恒,邮箱:zhengliheng2006@163.com)

67. 脑脊液嗜酸性粒细胞明显增多是脑寄生虫病的风向标

【案例经过】

外省某结核病院一个朋友打来电话,说有个曾患脑囊虫病已"治愈"的患者又出现了脑膜刺激征,连续3家三甲医院均考虑结核性脑膜炎,但是疗效不佳,脑脊液细胞学没法做,希望我能协助诊断。我让他把脑脊液用带塞的普通生化干燥管装好和冰块放在一起用布隔开尽快送过来,一般五六个小时问题不大,带上病历资料。

标本送过来了,我马上进行制片染色,并详细看了病历。

这是一个 62 岁的患者,因头痛、发热于 12 月 10 日就诊于某医院,头痛以前额部为著,呈搏动性,伴有恶心、呕吐,体温最高 38.5℃,颅压 400mmH$_2$O,给予"抗结核、脱水降颅压、抗病毒、营养对症"治疗 1 天,头痛略有减轻。为进一步诊治,12 月 12 日入住某医科大学附属医院,颅压 330mmH$_2$O,脑脊液白细胞数偏高,蛋白高,糖、氯化物正常,考虑"结核性脑膜炎可能",于 12 月 13 日转入某结核病院。

入院时患者基本情况:体温 36.5℃,神志清楚,双瞳孔等大等圆,对光反射灵敏,颈抵抗 4 横指,双肺未闻及干湿啰音。辅助检查,即刻血糖 4.7mmol/L;脑脊液无色,透明,白细胞计数 93.0 × 10^6/L,多核细胞 20.0%,蛋白质 1.2g/L,葡萄糖 2.5mmol/L,氯化物 124.0mmol/L;头颅 MR 平扫未见异常;胸部 CT 示双肺纹理粗乱,以下肺为著。6 年前患"脑囊虫病"治疗后病情好转。诊断考虑重症结核,选用 HRZEV 抗结核治疗。

入院后辅助检查:

12 月 14 日:血沉 14mm/h,血结核抗体蛋白芯片 LAM(−)16KD(−)38KD(−);

12 月 16 日:颅压 330mmH$_2$O,脑脊液结核抗体(−),脑脊液墨汁染色未找到隐球菌,脑脊液 TB-DNA(−),脑脊液:无色,透明,白细胞计数 73.0 × 10^6/L,多核细胞 18.0%,蛋白质 0.4g/L,氯化物 121.0mmol/L,葡萄糖 3.1mmol/L。血肿瘤标志物:铁蛋白 504.0ng/ml,余正常。

12 月 24 日:颅压 330mmH$_2$O,脑脊液结核抗体(−),脑脊液:无色,透明,白细胞计数 63 × 10^6/L,多核细胞 16%,蛋白质 0.77g/L,葡萄糖 3.19mmol/L,氯化物 122mmol/L,脑脊液病理:散在一些淋巴细胞,少量嗜酸性粒细胞。

12 月 25 日头颅磁共振示:右侧环池及颞叶内侧局限性病灶,符合陈旧性肉芽肿性病变。

大夫分析脑脊液蛋白正常或稍高,考虑结核性脑膜炎及病毒性脑膜炎均有可能,诊断性抗结核治疗至 25 日,颅压下降不明显。考虑结核性脑膜炎依据不足,但不除外。

看到这里我心里大概有了方向,此患者头痛以前额部为著,呈搏动性,结核性脑膜炎的头疼定位是不明显的,患者脑膜刺激征明显,但是脑脊液葡萄糖和氯化物正常不符合结核性脑膜炎,脑脊液病理只发现了少量淋巴细胞和嗜酸性粒细胞,没有报告中性粒细胞,这些也不支持结核性脑膜炎,抗结核治疗效果不佳,磁共振报告符合陈旧性肉芽肿性病变,那首先考虑脑囊虫病复发。

脑脊液细胞学结果(图 67-1,图 67-2):嗜酸性粒细胞 21%,淋巴细胞 78%,单核细胞 1%。细胞学呈嗜酸性粒细胞反应型,需要高度怀疑寄生虫感染的可能。我马上建议医生送检血、脑脊液猪囊尾蚴抗体检测,最后结果均为阳性。

至此,脑囊虫病终于可以明显诊断了。给予脱水降颅压,营养脑神经,驱虫等治疗后,患者症状逐渐改善出院。

【形态学检验图谱】

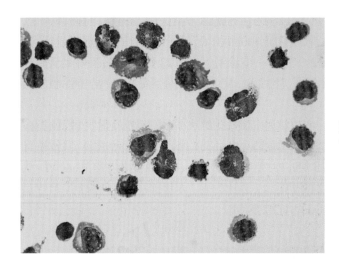

图 67-1 嗜酸性粒细胞(瑞特 -
吉姆萨染色 ×100)

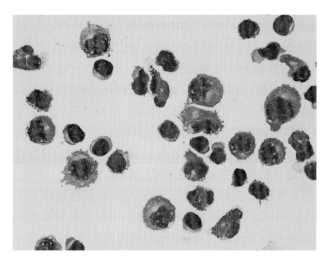

图 67-2 嗜酸性粒细胞(瑞特 -
吉姆萨染色 ×100)

【分析与体会】

此患者之所以连续 3 家医院被误诊为结核性脑膜炎,原因可能有以下几方面:第一,没有做好综合分析,患者脑膜刺激征明显,但脑脊液葡萄糖和氯化物正常,显然不符合结核性脑膜炎脑脊液生化改变,首先不应考虑结核性脑膜炎;第二,脑脊液常规是在不染色的情况下进行细胞分类的,只能粗分单个核和多个核细胞,而多个核细胞可以是中性粒细胞、嗜酸性粒细胞、嗜碱性粒细胞,也可能是多核肿瘤细胞等,在不染色的情况下,常规分类是不可能识别嗜酸性粒细胞的,也就不能作出寄生虫感染的提示;第三,通过玻片离心涂片法收集脑脊液细胞进行瑞特 - 吉姆萨染色后用油镜观察的脑脊液细胞学技术开展的单位少,大夫对其不甚了解,也就无法了解其在结核性脑膜炎和脑囊虫病鉴别诊断中的作用。

脑囊虫病的脑脊液细胞学特点是:嗜酸性粒细胞比例升高,有研究显示其比例一般在 4%~10%,甚至高达 60% 以上,经有效治疗后嗜酸性粒细胞大多下降。

病理科现在所用的液基法收集脑脊液白细胞,细胞分布不均匀,用 HE 染色后观察重点是肿瘤细胞,对白细胞分类不够详细,对于诊断脑寄生虫病意义有限。脑脊液细胞学用玻片离心涂片法收集的细胞分布均匀,瑞吉染色后用油镜观察,能准确识别嗜酸性粒细胞,有利于脑寄生虫病的辅助诊断。

脑囊虫病的诊断需要根据病史、症状体征、影像学、脑脊液细胞学以及血和脑脊液免疫学等综合进行判断。

【许绍强副主任技师点评】

此案例充分体现了脑脊液细胞学在结核性脑膜炎和脑囊虫病鉴别诊断中应用价值。结核性脑膜炎早期脑脊液细胞学一般呈中性粒细胞反应型,可偶见淋巴细胞、单核细胞及嗜酸性粒细胞。而脑寄生虫病,包括脑囊虫病、脑裂头蚴病、广州管圆线虫脑病等,其脑脊液细胞学的显著特点是可见明显的嗜酸性粒细胞升高。因此,两者相对容易鉴别,当结脑与脑寄生虫病难以确定时,临床应考虑到加做脑脊液细胞以鉴别诊断。

(郑立恒,邮箱:zhengliheng2006@163.com;柳晓金,邮箱:252369634@qq.com)

68. 反复头痛易怒要警惕颅内生殖细胞瘤

【案例经过】

患者,男,24 岁。2015 年 5 月无明显诱因反复出现头痛,伴烦躁易怒,偶有幻觉及谵妄,无肢体抽搐及意识丧失。某医院头颅 CT 示:脑垂体体积稍增大、密度增高,双侧侧脑室及第三、四脑室脉络丛区见高密度影,右枕叶斑片状低密度影。头颅 MRI 示:双侧胼胝体、侧脑室旁白质、下丘脑、鞍内异常信号,慢性炎症性病变可能性大(胼胝体压部部分软化)。拟诊为"中枢神经系统慢性炎症感染?",给予激素抗炎,抗精神病等治疗,效果差。8 月起,患者出现多饮多尿,转诊至广州某脑科医院,初步诊断为:①头痛查因:病毒性脑膜炎;②器质性精神障碍;③癫痫(继发性)。头颅 MRI 平扫 + 增强 +MRV+MRS 示:双侧侧脑室周围、胼胝体多发病变及垂体柄异常改变。实验室检查:血人绒毛膜促性腺素 204.0IU/L(↑)、催乳素77.0μg/L(↑),脑脊液 HCG 2170.0IU/L(↑),肿瘤标志物除 HCG 外全阴性,病毒抗体检测、寄生虫抗体检测、寡克隆蛋白电泳、抗酸菌、隐球菌均阴性;脑脊液:无色透明,蛋白弱阳性,白细胞数 32.0×10⁶/L,淋巴细胞 91.0%,单核细胞 9.0%,蛋白质 0.5g/L,葡萄糖 3.8mmol/L,氯化物 122.0mmol/L,细胞学呈淋巴 - 单核细胞反应型,偶见明显异型细胞(图 68-1~ 图 68-4),细胞核大畸形,核仁明显,胞质强嗜碱性,部分细胞胞质空泡明显,考虑肿瘤细胞可能性大。结合影像及实验室检查,考虑生殖细胞类肿瘤可能性较大,待排朗汉斯细胞增生症可能。为明确诊断,于 9 月 5 日予诊断性化疗:顺铂 30mg d1~5,依托泊苷 0.1g d1~5,博来霉素 1.5 万 IUd1~5。10 月复查头颅 MR 示:①双侧侧脑室周围、胼胝体多发病变范围及强化范围较前明显缩小、强化程度有所减轻,结合病史支持生殖细胞瘤表现;②原垂体柄病变已消失;复查血

HCG<1.2IU/L(N),PRL 24.0μg/L(↑),脑脊液 HCG 7.4IU/L。结合辅助检查结果,生殖细胞肿瘤诊断明确。

【形态学检验图谱】

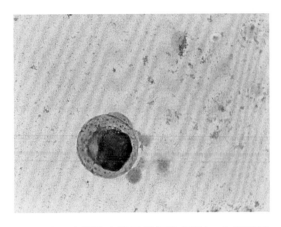

图 68-1　脑脊液中的异型细胞(瑞特-吉姆萨染色 ×400)

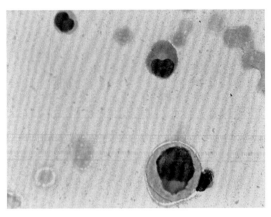

图 68-2　脑脊液中的异型细胞(瑞特-吉姆萨染色 ×400)

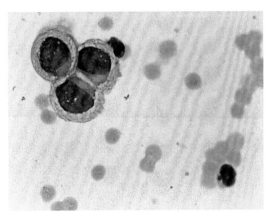

图 68-3　脑脊液中的异型细胞(瑞特-吉姆萨染色 ×400)

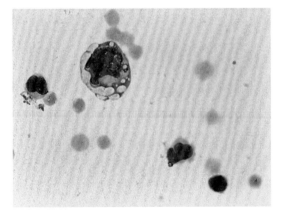

图 68-4　脑脊液中的异型细胞(瑞特-吉姆萨染色 ×400)

【分析与体会】

　　头痛、精神行为异常是神经科的常见症状,影像检查往往缺乏特异性,容易被误诊为一般的中枢神经系统感染。为鉴别诊断,实验室相关的检查十分必要,如肿瘤标志物检测、垂体内分泌检查、脑脊液常规生化、细胞学检查、寄生虫抗体检测等。本例血及脑脊液 HCG 明显升高,影像检查提示颅内病变,细胞学发现明显异型细胞,强烈提示颅内生殖细胞瘤的可能。结合患者临床症状,修正了病毒性脑膜炎的诊断,通过诊断性放疗,最终明确诊断为颅内生殖细胞瘤。

　　临床患者有反复头痛易怒症状的,要警惕颅内生殖细胞瘤的可能。

【王展航主任医师点评】

　　脑生殖细胞瘤是青少年较常见的脑部恶性肿瘤。目前脑生殖细胞肿瘤的确诊并不依赖脑活体组织病理检查,而采用临床综合诊断的方法,即综合患者的临床表现、神经影像学、脑脊液检查和放疗反应等特点进行诊断。本病例除有头痛和精神症状,有多饮、多尿症状,神经影像显示有垂体、鞍区病变支持生殖细胞瘤诊断外,脑脊液细胞学找到有特征性的肿瘤细胞也可协助诊断。

(许绍强,邮箱:xushq2005@126.com)

69. 从细胞蛋白分离现象发现破绽

【案例经过】

　　2013 年 5 月,某病区主任找我说:"有个患者已经转了 3 家医院了,均诊断为结核性脑膜炎,但抗结核治疗 1 个多月,病情反而加重了,希望您能协助诊断。"

　　我接过病历先了解一下病情。这是一位 59 岁的女性患者,2013 年 3 月 15 日因头痛、恶心、呕吐于某附属医院就诊,胸部 CT 显示:右肺中叶见结节样高密度影,边缘较清晰,右肺门内小钙化灶。头颅 CT 显示:左额顶局部脑沟变浅,呈明显增强,符合结核性脑膜炎改变,未见明显肿物影。5 月 3 日颅压高达 450.0mmH$_2$O,脑脊液:白细胞计数 1.0×10^6/L,蛋白质 2.4g/L,葡萄糖 2.3mmol/L,氯化物 101.5mmol/L。诊断为肺结核合并结核性脑膜炎,给予"异烟肼、利福平、乙胺丁醇、吡嗪酰胺、地塞米松、哌拉西林钠、他唑巴坦钠、疏血通、泮托拉唑"等治疗及对症处理 1 个月余,症状未见明显好转,遂转至另一家附属医院就诊。行头颅及胸部 CT 检查,仍考虑"肺结核合并结核性脑膜炎"。5 月 8 日转入某结核病院,行头颅加强 CT 报告为脑膜炎。复查脑脊液仍为白细胞正常,蛋白明显增高、葡萄糖和氯化物减低。经病区讨论仍支持肺结核合并结脑的诊断,并继续抗结核治疗,但未见好转。

　　了解了这些,我对病区主任说:"这不是一个简单的结脑患者,因为脑沟变浅并呈明显增强,颅压高,假如是脑膜炎,脑脊液白细胞会增多,而她的白细胞数是正常的,蛋白却明显增高,出现了细胞蛋白分离现象,葡萄糖也明显降低,我考虑患者脑膜癌的可能性大,建议做个脑脊液细胞学看看。"

　　脑脊液很快送来了,由于已知患者先前的脑脊液白细胞很少,所以特地把所有脑脊液共制成了 14 张片子(平时只制 2 张)。我在显微镜下一张接一张地观察,但令我感到失望的是每张片子都只有几个淋巴细胞,突然一个核大畸形、核仁明显、胞质深染的癌细胞(图 69-1,图 69-2)闪进了我的眼帘,我终于找到罪魁祸首了!我马上电话告知主管大夫,但他对结果产生怀疑,追问说:"您看脑脊液生化诊断'结脑'多典型啊,蛋白高,糖氯低。"我说:"我们诊断疾病还是要综合分析,脑膜都明显强化了,假如是结脑,脑脊液常规白细胞计数是不可能正常的。我用脑膜癌病解释脑脊液生化结果也是可以的,癌细胞可引起小血管阻塞,使其通透性增加引起蛋白外漏,使蛋白增高,癌细胞迅速增长消耗大量葡萄糖而使糖降低,此患者频繁呕吐致电解质丢失,所以氯化物会降低。"大夫觉得分析很有道理。我建议尽快做肿瘤标志物检测,结果 CEA、CA153、铁蛋白结果均明显升高,最终确诊这是一个肺癌脑膜转移的患者。

【形态学检验图谱】

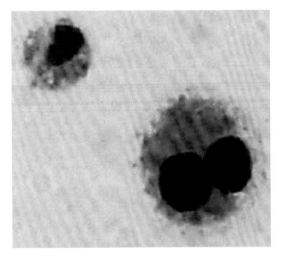

图 69-1　双核肿瘤细胞(瑞特 - 吉姆萨染色 ×400)

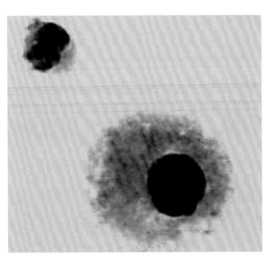

图 69-2　肿瘤细胞,可见核仁(瑞特 - 吉姆萨染色 ×400)

【分析与体会】

1. 连续 3 家医院误诊误治的主要原因是单凭影像学报告和(或)脑脊液生化结果就下诊断,没有对患者的检查结果进行综合分析。第 7 版《诊断学》第 338 页提到细胞蛋白分离现象(即脑脊液蛋白增加而细胞数正常)对脑部肿瘤的诊断价值。此患者细胞蛋白分离现象十分典型,不支持结脑。

2. 检验与临床的沟通很重要。第一,假如病区主任没有告知我患者的特殊性,即使临床送检了脑脊液细胞学,我按常规只制 2 张片的话,就很可能漏检了。第二,结果回报后主管大夫仍对结果表示质疑,通过及时的释疑,增加了彼此的信任和了解。

3. 由于临床症状和影像检查缺乏特异性,脑膜癌病常常容易被误诊漏诊。脑脊液细胞学检查镜下找到癌细胞是诊断脑膜癌病的金标准。临床对脑脊液常规细胞数正常的标本,而临床有头痛、高颅压症状和脑膜刺激征阳性的患者,需考虑排除脑膜癌病的可能,应加做脑脊液细胞学检测。

【刘峥副主任医师点评】

随着肿瘤发病率的增高,脑膜癌病并不罕见。对于没有肿瘤病史,影像检查没有明显占位表现,以脑膜刺激征为首发症状的脑膜癌患者,由于临床表现、影像学、实验室检查缺乏特异性,易误诊为结核性或者隐球菌性脑膜炎,但是脑膜瘤患者高颅压症状更明显。脑脊液细胞学发现肿瘤细胞是诊断脑膜癌的金标准,是其他检测技术所不能取代的,希望引起临床的高度重视。

(郑立恒,邮箱:zhengliheng2006@163.com;柳晓金,邮箱:252369634@qq.com)

70. 病毒性脑膜炎还是结核性脑膜炎,脑脊液细胞学内有乾坤

【案例经过】

2015 年 9 月 17 日下午,外院送来两管脑脊液,要求做脑脊液常规、生化、细胞学、结核菌培养、涂片找细菌及隐球菌等。和家属交谈后得知,患者是神经内科医生,男,33 岁。20天前,患者连续值两个夜班后,第 2 天没休息,接着又开车送家人回乡下。由于长途奔波劳累,突发头痛、发热,入住自己科室。入院后,曾先后做了两次的头颅 MRI 平扫 + 增强,均未发现明显异常。脑电图基本正常。行腰穿送检脑脊液检查示:白细胞升高,蛋白高糖低(具体不详);涂片检查未发现细菌、真菌和抗酸菌;细菌培养阴性。科内讨论认为脑膜炎诊断明确,但是结核性脑膜炎还是病毒性脑膜炎不能确定,今天送脑脊液作进一步检查,希望能有所发现。

得知上述情况后,我马上对脑脊液进行了检测。结果示:脑脊液微黄,微浊,蛋白定性(++),白细胞计数 1640.0 × 10^6/L,细胞学呈中性粒细胞反应型(图 70-1),细胞内外未见病原菌,提示感染;蛋白质 2.1g/L(↑),葡萄糖 2.2mmol/L(↓),乳酸 3.7mmol/L(↑);涂片细菌阴性,隐球菌未发现,发现中性粒细胞吞噬抗酸菌(图 70-2)。至此,结核性脑膜炎的诊断已基本明确了,马上把检测结果电话告知主管医生。10 月 20 日,结核菌培养也出来了:阳性(图70-3,图 70-4),药敏结果显示,异烟肼耐药。经过规范的抗结核治疗,患者的头痛发热症状得到了有效的控制,于 2015 年 12 月 7 日返回工作岗位。

【形态学检验图谱】

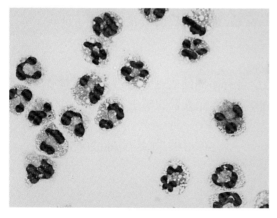

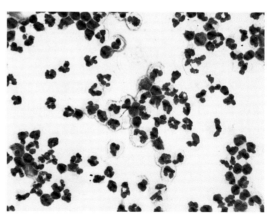

图 70-1 脑脊液细胞学呈中性粒细胞反应型(瑞特 - 吉姆萨染色 ×1000)

图 70-2 脑脊液抗酸杆菌阳性(抗酸染色 ×1000)

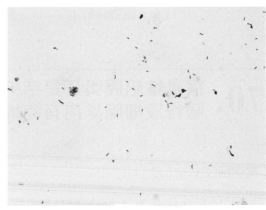

图 70-3　脑脊液结核菌培养阳性(抗酸染色 ×1000)　　图 70-4　脑脊液结核菌培养阳性(抗酸染色 ×1000)

【分析与体会】

本病例表现为突发的头痛发热,脑脊液检查明显异常,有明显的诱因发因素,因此颅内感染的诊断是较明确的。但令临床感到疑惑的是,患者两次头颅磁共振平扫加增强检测均阴性,脑电图也基本正常。由于没有找到直接的病原学依据,是病毒性脑膜炎还是结核性脑膜炎不能明确。

患者的脑脊液常规白细胞很高,几乎全是中性粒细胞,蛋白高糖低。是化脓性脑膜炎、结核性脑膜炎、病毒性脑膜炎还是隐球菌性脑膜炎?我们一一鉴别:首先排除病毒性脑膜炎,因为脑脊液常规白细胞数不支持,蛋白明显高、糖低不支持;第二排除隐球菌性脑膜炎,因为隐球菌性脑膜炎脑脊液白细胞数一般不会“过千”,墨汁染色阴性,隐球菌荚膜抗原检测也阴性;第三通过细胞学和细菌涂片我们基本可排除化脓性感染,因为中性粒细胞内外,没发现细菌,外院培养也阴性;第四,结核性脑膜炎最可疑,因为未经治疗的结核感染细胞学可表现为中性粒细胞反应型,脑脊液生化也支持。

通过改良抗酸染色发现中性粒细胞吞噬了抗酸菌,最后结核菌培养也得到了证实。

【郑立恒博士点评】

不同类型的中枢神经系统感染,脑脊液细胞学会有不同的表现。通过细胞学检查,对感染类型作出初步的判断,再结合实验室其他检查结果,结合患者的病史、临床症状体征等作出综合判断,有利于疾病的快速明确诊断。

(许绍强,邮箱:xushq2005@126.com)

71. 直肠癌术后两年癌细胞脑膜转移

【案例经过】

来自重庆的患者彭某,老年男性,入院 6 天前无明显诱因突然出现饮水呛咳,伴左侧面部麻木感,张口向左侧偏斜,进食较差,无四肢无力,无走路不稳,无头痛、呕吐,遂至当地医院就诊,行头颅 MRI 未见明显异常,诊断不明,经治疗(具体不详)后无明显好转。4 天前出现视物成双,上述症状加重,进食困难。患者 2 年前因"直肠癌"行手术治疗,术后未正规随访。入院后行腰椎穿刺术,颅压 >400.0mmH$_2$O,脑脊液:白细胞计数 6.0×10^6/L,蛋白质 1.80g/L,葡萄糖 2.4mmol/L,氯离子 106.0mmol/L,免疫球蛋 G 146.4mg/L,腺苷脱氨酶 1.0U/L,乳酸脱氢酶 155.0IU/L,细胞学检查发现大量异型细胞(图 71-1,图 71-2)。行头颅 MRI 增强检查提示:双侧大脑及右侧小脑多发结节状异常信号,转移性病变? 通过脑脊液细胞学检查及影像学检查,患者确诊为直肠癌脑膜、脑转移。

【形态学检验图谱】

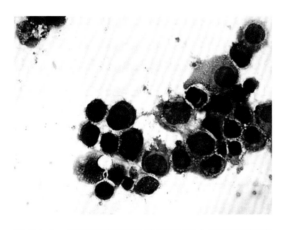

图 71-1 脑脊液细胞学检查发现大量异型细胞(MGG 染色 ×1000)

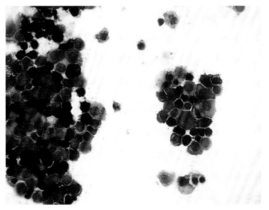

图 71-2 脑脊液细胞学检查发现大量异型细胞(MGG 染色 ×1000)

【分析与体会】

脑膜癌病是指恶性肿瘤呈弥漫性的播散或局灶性浸润脑和脊髓蛛网膜下腔,且随血管周围间隙侵入脑实质,临床表现为脑、脑神经和脊髓受损的症状,为中枢神经系统转移瘤的一种特殊分布类型,是恶性肿瘤致死的重要原因之一。恶性肿瘤患者并发脑膜或者脑转移并非罕见,文献报道,转移性脑膜癌发生率 5%,早期发现有助于提高患者预后,然而本病症状复杂且不典型,单纯的影像学检查缺少特异性。脑脊液细胞学检查发现肿瘤细胞为诊断脑膜癌病的金标准,采用 MGG 染色法对脑脊液中的细胞进行染色,可以发现脑脊液中的肿瘤细胞有以下点:①瘤细胞大小不一,奇形怪状;②胞核偏大,核质比例失调;③胞核形态多变,着色深、颗粒粗糙,核仁占染色质的大部分;④核分裂活跃,可见到核分裂象;⑤黑色素瘤细胞胞质内可见有色素颗粒,有大的空泡形成;⑥核膜增厚,边缘有锯齿状压痕;⑦细胞间排列不规整,常成簇出现。本例患者经过头颅 MRI 平扫检查并未发现颅内转移性肿瘤或者脑膜肿瘤,然而在经过脑脊液细胞学检查后,发现脑脊液中存在大量的肿瘤细胞,且经过复查头颅增强 MRI 检查证实为直肠癌脑膜、脑转移。

【刘峥副主任医师点评】

脑脊液细胞学检查为确诊肿瘤脑膜转移的经典手段,该技术简单、快捷、高效,适合在临床上广泛推广。早期发现脑膜转移,尽早进行放射治疗、全身化疗及鞘内注射等综合治疗,能够尽可能提高患者生存质量。

(王敬,邮箱:470975820@qq.com)

---

72. 神经系统为首发症状的白血病细胞脑转移

【案例经过】

来自广西的患者,男性,17 岁,学生。2 个月余前于"感冒"后出现头痛,主要位于颞顶部,为阵发性爆裂样,每次持续约数小时,休息后可缓解,当时体温 37.6℃,后无发热,伴恶心、呕吐,为非喷射性,严重时约 10 次 / 日,伴头晕、头重感,上述症状较轻,可耐受,先后至当地社区医院、某人民医院就诊,考虑"头晕查因、颈椎病",予"改善循环、护胃"等治疗,后头痛、呕吐、头晕症状加重,出汗多,行走欠稳,需他人帮扶,精神萎靡,伴双眼视力、听力下降。于当地医院行腰穿结果:

第 1 周:颅内压 310.0mmH$_2$O,脑脊液:浅黄微浊,白细胞计数 500.0 × 10⁶/L,多核细胞占 60.0%,蛋白质 2.4g/L,葡萄糖 0.6mmol/L,氯化物 112.9mmol/L。

第 2 周:颅内压 200.0mmH$_2$O,脑脊液:浅黄微浊,白细胞计数 1010.0 × 10⁶/L,多核细胞占 88.0%,蛋白质 2.0mg/L,葡萄糖 0.2mmol/L,氯化物 115.6mmol/L,未找到隐球菌。

第 3 周:颅内压 330.0mmH$_2$O,脑脊液:浅黄微浊,白细胞计数 1510.0 × 10⁶/L,多核细胞占 90.0%,蛋白质 3.0g/L,葡萄糖 0.2mmol/L,氯化物 112.0mmol/L,未找到隐球菌。

第 4 周:颅内压 140.0mmH$_2$O,脑脊液:浅黄微浊,白细胞计数 2690.0 × 10⁶/L,多核细胞占 90.0%,蛋白质 3.7g/L,葡萄糖 0.1mmol/L,氯化物 110.6mmol/L,未找到隐球菌。后来的脑脊液白细胞检查最高达到 5090 × 10⁶/L。

考虑中枢神经系统感染,化脓性脑膜炎可能性大,但是治疗效果不明显。

患者由急诊收入院。血常规:白细胞计数 19.1 × 10⁹/L,中性粒细胞绝对值 18.3 × 10⁹/L。白血病融合基因检查阴性。结核菌感染 T 细胞检测(T-SPOT-TB)阴性。磁共振波谱分析(MRS)

(磷谱)(颅脑)检查所见:①脑膜炎,建议治疗后复查;②头颅 MRA、MRV 及 MRS 未见明确异常;③蝶窦炎症。全身核素 PET-CT 检查结果:①脊髓多处代谢活跃,不排除脊髓炎可能,脑组织未见明显异常代谢;②双肺少许炎性病变;纵隔数个小淋巴结代谢轻度活跃,考虑反应性改变。脑脊液细胞制成蜡块病理结果:①见大量淋巴细胞及较多中性粒细胞,考虑感染可能性大;② CK(−),Vim(+),Ki-67(20%)。骨髓细胞学检查:增生性贫血骨髓象伴外周血 NAP 积分明显增高,请临床注意感染。脑脊液细胞学:有丝分裂象多见,细胞多为异型细胞,核仁明显,核型不规则,胞质嗜碱性,部分异型细胞内可见空泡和嗜碱性颗粒(图 72-1~ 图 72-8)。脑脊液流式细胞检测示:79.0% 的有核细胞为表型表达异常的髓系细胞,单核细胞可能性大。病理会诊:考虑为髓系来源造血系统肿瘤病变。

【形态学检验图谱】

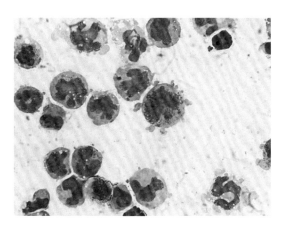

图 72-1 可见大量异型细胞(瑞特 - 吉姆萨染色 ×1000)

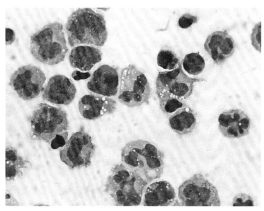

图 72-2 可见大量异型细胞(瑞特 - 吉姆萨染色 ×1000)

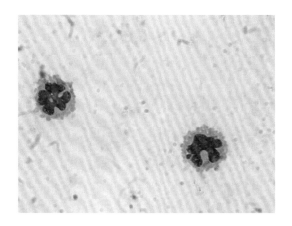

图 72-3 可见大量异型细胞(瑞特 - 吉姆萨染色 ×1000)

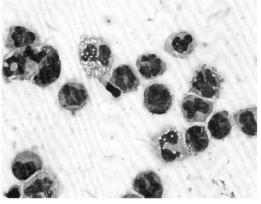

图 72-4 可见大量异型细胞(瑞特 - 吉姆萨染色 ×1000)

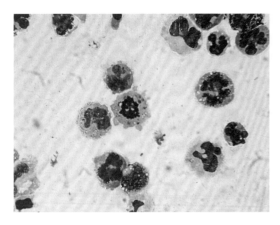

图 72-5　有丝分裂象多见(瑞特 - 吉姆萨染色 ×
1000)

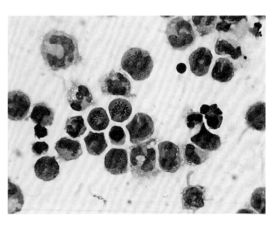

图 72-6　有丝分裂象多见(瑞特 - 吉姆萨染色 ×
1000)

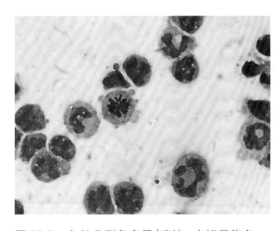

图 72-7　有丝分裂象多见(瑞特 - 吉姆萨染色 ×
1000)

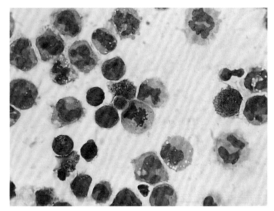

图 72-8　有丝分裂象多见(瑞特 - 吉姆萨染色 ×
1000)

【分析与体会】

　　单纯从连续几次脑脊液常规生化来看,白细胞高度增加,以分叶核细胞为主,蛋白明显升高,葡萄糖重度减低,符合化脓性脑膜炎的特点。但是脑脊液常规是有缺陷的,分叶核细胞到底是什么细胞分不清楚,一般会认为是中性粒细胞,其实分叶核细胞包括多种,其中可能是细胞核千奇百怪的瘤细胞,其在高倍镜下也是分叶状态。此患者在早期没有条件进行细胞学检测,所以诊断为中枢神经系统感染,但是治疗无效。患者诊断找到方向的转机是脑脊液细胞学发现大量异型细胞,后来脑脊液流式细胞检测提示异型细胞为表型表达异常的髓系细胞,但是血常规、影像学、病理和骨髓象分析均提示是炎性反应。可见对于颅内白血病细胞的诊断细胞学是不可或缺,是其他技术所无法取代的。

【刘峥副主任医师点评】

　　脑脊液细胞学是诊断白血病细胞脑转移的金标准,对于脑脊液白细胞数急剧增加,蛋白明显升高,葡萄糖重度减低的患者,除了想到化脓性脑膜炎的诊断外还要想到白血病细胞脑转移,或者脑膜淋巴瘤,尽早行脑脊液细胞学检查,以免误诊而延误治疗。

(陈晨,邮箱:931691670@qq.com)

73. 脑出血的真凶竟然是颅内恶性黑色素瘤

【案例经过】

患者,男,32岁。2个月前无明显诱因反复出现头痛,阵发性发作,有时伴呕吐,头晕,无天旋地转感,无发热及肢体抽搐。某医院行头颅CT及MRI提示右侧顶叶占位性病变,考虑血管畸形。为进一步诊治,于2014年5月21日转至广州市某脑科医院。头颅CTA、MRI示:①右侧中央旁小叶异常信号,考虑海绵状血管瘤(合并出血)可能性大;②蛛网膜下腔少量出血。6月27日行脑室腹腔分流术,术后MRI示脑膜增厚。经会诊考虑"中枢神经系统血管炎"可能性大。7月24日好转出院。出院后3天再次出现头痛,症状较前明显加重,伴恶心、呕吐,意识障碍,再次拟"中枢神经系统血管炎"收入院。

先后行3次脑脊液检查:外观呈淡红色混浊,离心后上清黄色透明,细胞总数分别为 $5280.0 \times 10^6/L$、$55\,000.0 \times 10^6/L$、$2280.0 \times 10^6/L$,白细胞数分别为 $11.0 \times 10^6/L$、$150.0 \times 10^6/L$、$11.0 \times 10^6/L$,蛋白质2.1~3.5g/L,葡萄糖1.7~2.4mmol/L,氯化物97.0~105.0mmol/L;细胞学均呈混合细胞反应,发现明显异型细胞,胞质内可见大量黑色颗粒(图73-1,图73-2),提示黑色素瘤细胞可能。采用FMU-6细胞玻片离心机收集脑脊液细胞行免疫组织化学检查,经HMB-45及S-100染色,异型细胞胞质内可见特异性棕色颗粒(图73-3,图73-4)。肿瘤科会诊,诊断为颅内恶性黑色素瘤。

【形态学检验图谱】

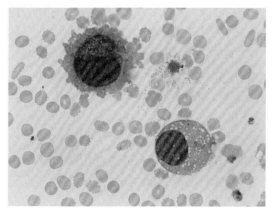

图73-1　黑色素瘤细胞(瑞特-吉姆萨染色 ×400)

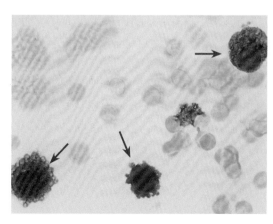

图73-2　黑色素瘤细胞(瑞特-吉姆萨染色 ×400)

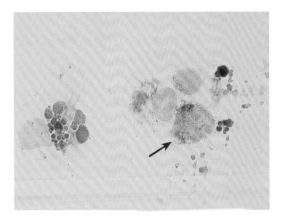

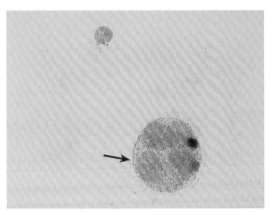

图 73-3　HMB-45 免疫组织化学阳性（×400）　　　　图 73-4　S-100 免疫组织化学阳性（×400）

【分析与体会】

　　脑脊液中找到肿瘤细胞是确诊脑膜癌病的金标准。本病例曾 2 次留取脑脊液送病理科均回报"未发现肿瘤细胞"，检验科连续 3 次脑脊液细胞学均发现黑色素瘤细胞。造成结果差异的原因是：①病理科多采用液基法进行细胞收集，此法容易造成细胞靠壁聚集，细胞收集率较低，如采用试管离心后再涂片染色镜检的方法，则细胞将会在染色过程中大部分被洗脱，肿瘤细胞检出率更低；②脑脊液细胞学采用细胞玻片离心沉淀法收集细胞，细胞分布均匀，收集率高，利于肿瘤细胞的检出；③脑脊液细胞学采用瑞吉染色方法，较病理 HE 染色方法更有利于肿瘤细胞的识别。经瑞特 - 吉姆萨染色，黑色素瘤细胞可呈现出其独特的形态特征：核大、畸形，核仁明显，胞膜瘤状突起，胞质内可见大量的黑色颗粒等。当脑脊液细胞学检测发现黑色素瘤细胞时，结合病史、临床症状及体征，可以明确诊断。

【蔡林波主任医师点评】

　　颅内黑色素瘤是颅内较少见高度恶性肿瘤，生长迅速，血供丰富，容易出血，而且肿瘤质地软，瘤细胞脱落可随脑脊液种植转移，分原发性和继发性 2 类，发病率低，预后差。原发性黑色素瘤多源于软脑膜的成黑色素细胞，继发性黑色素瘤多源于皮肤等黑色素瘤血行转移。颅内色素瘤临床表现无特异性，如颅内高压症状、局灶性神经功能缺损症状以及病灶出血造成的急性颅高压症状和继发性癫痫发作等。影像学检查主要因黑色素是顺磁性物质，故 MRI 上有特征性表现，目前根据黑色含量不同分 4 种：黑色素型、非黑色素型、混合型、血肿型。此例患者主要影像学表现为脑出血及脑膜强化，误诊"中枢神经系统血管炎"，治疗效果欠佳，但脑脊液检查发现肿瘤细胞，HMB-45 及 S-100 免疫组织化学阳性而确诊颅内黑色素瘤，因此，对于此类影像学不典型颅内黑色素瘤，脑脊液细胞学检查具有重要临床意义。

（许绍强，邮箱：xushq2005@126.com）

74. 蛛网膜下腔出血,小心是肿瘤引起的

【病案经过】

患者,女,38岁,因头痛 2 个月余于 2015 年 6 月 30 日入院。自述于 4 月 8 日无明显诱因突然晕倒,右侧肢体无力,头痛,呈持续性,感头晕,无意识改变,有恶心呕吐,在某医院行头部 CT 示"蛛网膜下腔出血"未住院,症状渐改善。4 月 21 日在某医院行 MRI 提示"蛛网膜下腔出血",DSA 未见异常,予以对症治疗(具体不详)后于 4 月 27 日出院。4 月 29 日患者再次出现头痛,言语不清,头痛剧烈时出现四肢抽搐,无大小便失禁,右侧肢体无力遂至某大学一附院行头部 CT 提示"蛛网膜下出血"并予以对症治疗,于 5 月 19 日出院。患者头痛仍有反复,并回当地医院治疗,在当地医院考虑"静脉窦血栓形成"予以对症,头痛仍明显,为求进一步诊治入某胸科医院,门诊拟"静脉窦血栓形成"收入住院,患者自起病以来,精神及食欲不振,睡眠一般,体重无明显变化。自幼多部位皮肤有黑痣及黑色胎记。辅助检查:5 月 2 日头部 CT+CTA:①左侧大脑中动脉 M2 段局部呈梭形增粗,两分支间隔显示不清;②左侧少量蛛网膜下腔出血。主动脉弓 + 全脑血管造影术提示直窦显影不良。5 月 5 日头部 MRI+MRV:①蛛网膜下腔出血;②上矢状窦及直窦部分显影较淡,局部可见不连续;③蝶窦炎。5 月 15 日头部 MRI+ 增强:①蛛网膜下腔出血;②左侧蝶窦炎。入院后予甘露醇脱水降颅压、低分子普通肝素抗凝等治疗,患者头痛症状持续加重。7 月 1 日行腰穿术测颅压 170.0mmH$_2$O,脑脊液常规及生化:白细胞计数 70×10^6/l,单个核细胞占 90.0%,多个核细胞占 10.0%,蛋白质 0.6g/L,葡萄糖 2.8mmol/L,氯化物 118.0mmol/L,隐球菌乳胶胶凝集试验阴性,墨汁染色阴性,细胞学见核异型细胞及吞噬含铁血红素细胞,怀疑黑色素瘤(图 74-1,图 74-2)。结合患者全身多处黑痣(图 74-3,图 74-4),不能排外黑色素瘤。7 月 4 日复查腰穿,颅压 350.0mmH$_2$O,脑脊液送肿瘤医院病理科,并与病理科医生沟通,行 S100 免疫组织化学检查,确诊为黑色素瘤,7 月 7 日患者自动出院,半个月后随诊患者已死亡。

【形态学检验图谱】

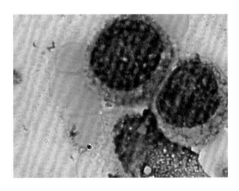

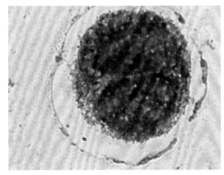

图 74-1　癌细胞内大量黑色素颗粒(MGG 染色 ×1000)

图 74-2　双核癌细胞(MGG 染色 ×1000)

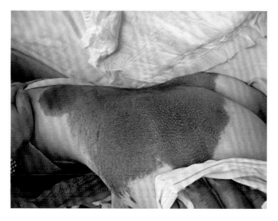

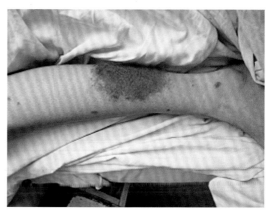

图 74-3　患者背部、臀部、小腿可见大片黑色素沉着　　图 74-4　患者背部、臀部、小腿可见大片黑色素沉着

【分析与体会】

　　中枢神经系统黑色素肿瘤是比较少见的恶性肿瘤,容易误诊,其可分为原发性和转移性两种。原发者少,多为颅外转移而来,多起病迅速,在短期内广泛颅内播散,预后差,多在1年内死亡。临床症状以颅内压增高、神经功能障碍和蛛网膜下腔出血为主,表现为头痛、复视、听力下降、癫痫等。脑脊液细胞学检查是诊断此病的金标准,可见较多的非典型细胞、间变细胞及多形细胞,其特征性为细胞质内或细胞外可见大小多少不等、或粗或细的黑色素颗粒,但黑色素的出现并不是诊断标准,需注意与多种含有色素的肿瘤或瘤样病变相鉴别,如透明细胞肉瘤、腱鞘巨细胞瘤及色素性绒毛结节性滑膜炎等。免疫组织化学对于黑色素肿瘤的诊断有一定特异性,抗黑素瘤特异性单抗 HMB45 和 S100 蛋白被认为是黑色素性肿瘤的标志物。有学者将恶性黑色素瘤的病理诊断标准分为 4 种:①主要诊断标准:肿瘤细胞中的黑色素;②相对诊断标准:详细的临床病史,大量孤立的肿瘤细胞,特征性的细胞形态和核位置;③附属诊断标准:双核或多核巨细胞,大核仁,核内凹陷;④变化特征:核染色质形态,核膜不规则,核仁的数目及大小。

【张齐龙主任医师点评】

　　此患者以头痛起病,影像表现为蛛网膜下腔出血,病情复杂,在多家医院就诊病情逐渐加重,未明确诊断。脑脊液细胞学见细胞内黑色素颗粒及核异型细胞,结合患者全身多处黑色素沉着,诊断为中枢神经系统恶性黑色素瘤明确。临床医生今后遇到此类病患,应思维开阔,积极寻找细胞学依据,与病理科医生多沟通,尽早为患者明确诊断。

(况卫丰,邮箱:kwf83@163.com)

75. 好险，脑膜癌差点又误诊为结核性脑膜炎

【病案经过】

　　患者，男，56 岁，因头痛 10 余天于 2015 年 7 月 25 日就诊于某地级市三甲医院。患者于 10 余天前无明显诱因出现剧烈头痛，伴恶心呕吐，无发热，无视物模糊，无肢体活动障碍，无咳嗽，曾在多家医院就诊，行头颅 CT、MRI 平扫均未见异常。病程中精神食纳睡眠可，大小便正常，体重无下降。既往体健，长期吸烟，约 30 支 / 天。当地医生考虑中枢神经系统感染，结核性脑膜炎可能，于 7 月 27 日行腰穿术，测颅压 210.0mmH$_2$O，脑脊液常规 + 生化：白细胞计数 20×10^6/L，单个核细胞占 90.0%，多个核细胞占 10.0%，蛋白质 0.4g/L，葡萄糖 2.1mmol/L，氯化物 111.0mmol/L，墨汁染色阴性。将脑脊液送检某胸科医院脑脊液细胞实验室行改良抗酸染色及乳胶凝集试验，此单位医生在询问家属病史时发现患者病程中无发热，遂加做了细胞学检测，当日报告脑脊液中见较多异型细胞，考虑颅内转移（图 75-1～ 图 75-4）。与当地医生交流，建议筛查全身肿瘤证据。但随后回报肿瘤标记物、胸 CT、腹部彩超均未见明显异常。8 月 8 日行全身 PET-CT 检查提示肺、肝、胆、膀胱、胸椎、腰椎、颅内代谢异常，考虑转移癌，8 月 11 日患者症状加重，放弃治疗自动出院。

【形态学检验图谱】

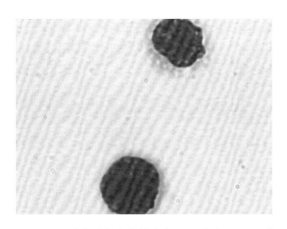

图 75-1　脑脊液细胞学检查（MGG 染色 ×1000）
正常淋巴细胞

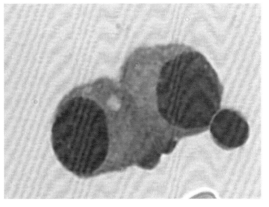

图 75-2　脑脊液细胞学检查（MGG 染色 ×1000）
可见 2 个异常大细胞，表现为核大偏心，胞质深染，细胞膜可见异常"触角"，其旁小细胞为正常淋巴细胞

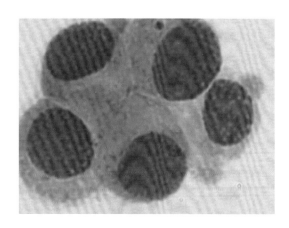

图 75-3 脑脊液细胞学检查（MGG 染色 ×1000）
可见"簇样"异常细胞,细胞体积大、核大、胞质深染,部分细胞可见"触角"

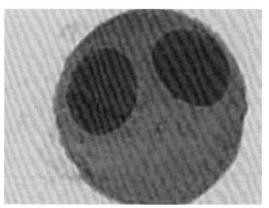

图 75-4 脑脊液细胞学检查（MGG 染色 ×1000）
可见巨大异常双核细胞,胞质深染

【分析与体会】

脑膜癌病是指原发病灶的癌细胞选择性浸润软脑膜、脑和脊髓蛛网膜下腔,并随血管周围间隙侵入脑皮质引起的一系列临床综合征,是中枢神经系统转移癌的一种特殊分布类型。约 10%~30% 的实体瘤患者存在中枢神经系统转移,其 4%~15% 表现为脑膜癌病。脑膜癌病的原发病中以白血病、淋巴瘤、乳腺癌、肺癌、黑色素瘤为主,但仍有 20%~40% 的脑膜癌病原发病灶不明。脑脊液细胞学检查发现肿瘤细胞是诊断脑膜癌病的金标准,其敏感性为 75%~90%,特异性为 100%。有报道显示初次腰穿阳性率仅为 50%,反复多次腰穿检查可提高阳性率及准确率。当病程早期肿瘤细胞在脑脊液循环中含量较少时,多次送检及采集足量多的脑脊液送检可以提高检出阳性率。当脑脊液细胞学发现可疑肿瘤细胞时,需寻找其他部位肿瘤依据,如胸腹部增强 CT、超声、消化道内镜等,有条件者最好行全身 PET-CT 扫描。

【张齐龙主任医师点评】

对中老年患者,当出现不明原因进行性加重的头痛,恶心呕吐等颅高压症状,而病程中无发热时,需要考虑到脑膜癌病的可能。应尽早完善脑脊液常规生化、细胞学等检测,并筛查全身肿瘤证据,避免漏诊和误诊,做到早期诊断早期治疗,尽量延长患者的生命。

（况卫丰,邮箱:kwf83@163.com）

76. 颅脑外伤术后患者长期发热，原来是真菌惹的祸

【案例经过】

患者，女，43岁。20天前车祸致头部外伤，在某医院急诊手术治疗。为进一步治疗，于2013年4月28日转至广州市某脑科医院，拟"重型颅脑损伤(右侧去骨瓣减压术后 + 气管切开术后)"收入院。患者处于中度昏迷状态，低热。5月4日查头颅MRI示：①右侧额颞部去骨瓣术后改变，相应脑组织膨出；②右侧颞叶异常信号，考虑陈旧性脑挫裂伤及其术后改变。5月12日脑脊液：无色透明，蛋白质阴性，白细胞计数 1.0×10^6/L，蛋白质0.3g/L，葡萄糖4.6mmol/L。未见明显感染迹象。6月3日复查头颅MRI：①右侧额颞顶部术区颅骨缺损处头皮软组织塌陷；②右侧额、颞叶多发软化灶形成；③双侧额叶及右侧颞枕顶叶病变区软脑膜轻度强化。6月5日复查脑脊液：无色透明，蛋白质弱阳性，白细胞计数 35.0×10^6/L，单个核细胞占40.0%，多个核细胞占60.0%，蛋白质0.5g/L，葡萄糖4.4mmol/L。白细胞升高，软脑膜有强化，不排除颅内感染的可能。次日行腰大池置管引流术，持续引流。术后仍有昏迷，反复低中热。6月5日至7月4日，共行脑脊液常规、生化检测7次，蛋白定性(±)~(+)，白细胞计数 $(20.0\sim130.0) \times 10^6$，单个核细胞20.0%~40.0%，多个核细胞60.0%~80.0%，蛋白0.5~1.1g/L，葡萄糖4.4~1.6mmol/L，3次脑脊液细菌培养未见细菌生长。7月8日，查体发现腰大池引流管出现渗液，为防止感受染予以拔管，并送检脑脊液常规、生化及细胞学检测。脑脊液：微黄，透明，蛋白定性(+)，白细胞计数 140.0×10^6/L，单个核细胞8.0%，多个核细胞92.0%；蛋白质1.4g/L，葡萄糖1.1mmol/L；细胞学呈中性粒细胞反应为主，偶见淋巴细胞，中性粒细胞内外可见真菌孢子，提示真菌感染(图76-1~图76-4)。经培养鉴定为白念珠菌。经抗真菌治疗，患者病情逐渐好转。

【形态学检验图谱】

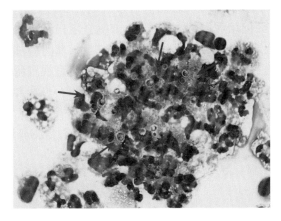

图76-1 中性粒细胞内外可见真菌孢子(瑞特-吉姆萨染色 ×1000)

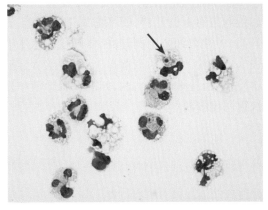

图76-2 中性粒细胞内外可见真菌孢子(瑞特-吉姆萨染色 ×1000)

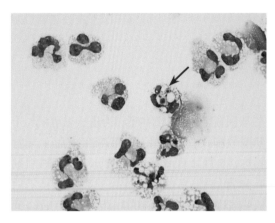

图 76-3　中性粒细胞内外可见真菌孢子(瑞特 - 吉姆萨染色 ×1000)

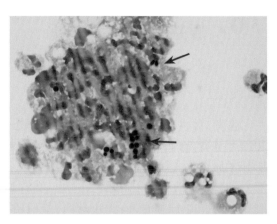

图 76-4　中性粒细胞内外可见真菌孢子(革兰染色 ×1000)

【分析与体会】

　　重型颅脑损伤术后恢复是一个漫长的过程,治疗时各种损伤性操作,如脑室外引流、腰大池持续引流、腰椎穿刺术等都有可能会增加颅内感染风险。脑脊液常规、生化、细胞学检测和细菌培养等的连续监测有助于感染的及时发现和对疗效进行评估。本案例术后初期脑脊液常规生化检查是正常的,治疗过程中,患者出现反复低热,脑脊液常规白细胞数出现轻度升高,软脑膜强化,这些都是感染的早期信号,但此时脑脊液生化结果却基本正常,细菌培养阴性,这给临床感染的诊断带来困难和迷惑。脑脊液细胞学发现中性粒细胞吞噬了真菌孢子,是明确病原诊断的转折点,细胞学在日常诊疗中意义重大。

【王展航主任医师点评】

　　感染监测是颅脑外伤或术后要重点关注的内容。临床要关注脑脊液常规细胞数的变化,如细胞数有上升趋势,要考虑感染的可能,即使细菌培养阴性。同样的,如脑脊液白细胞数升高,中性粒细胞比例升高,伴随蛋白水平升高,葡萄糖下降,是感染的明显提示,此时应加强病原的检测,包括细菌培养、真菌培养、细菌真菌涂片及细胞学检测等。临床应重视细胞学检测,当各种培养阴性,如能在脑脊液中发现中性粒细胞内外同时存在病原菌时,可帮助快速明确诊断。

(许绍强,邮箱:xushq2005@126.com)

77. 花季少女反复头晕头痛，病因竟是颅内原发性肿瘤

【案例经过】

患者，女性，19岁，大学生。2014年初，无明显诱因出现两三次阵发性眩晕，伴恶心呕吐，无意识障碍，每次持续时间短，可自行好转，未予重视及诊治。2014年下半年，再次出现上述症状，伴大声哭闹、呼之不应，于某医院输液治疗（具体不详），病情好转出院。2015年2月20日，再发眩晕，伴大声哭喊、无应答。某医院查头颅CT示：①左侧基底核可见一软化灶；②轻度脑萎缩。为进一步诊治，2月22日入住广州某医院。次日腰穿压力130.0mmH$_2$O，脑脊液：白细胞计数 10.0×10^6/L，蛋白质 >6.0g/L，葡萄糖5.4mmol/L（外周血糖不高），病毒PCR（−），抗酸染色（−），墨汁染色（−），细菌、真菌涂片（−），培养（−）。3月2日至3月16日，3次腰穿检查结果与第1次接近，压力150.0~330.0mmH$_2$O，白细胞计数 $(5.0\sim12.0)\times10^6$/L，蛋白质2.9~6.0g/L，葡萄糖5.1~6.2mmol/L，病原学检查均（−）；脑脊液病理送检均未见癌细胞。甲状腺功能五项：T$_3$ 0.5ng/ml↓，FT$_3$ 1.88pg/ml↓，TSH 8.7mIU/L↑，Anti-TG 592.0IU/ml↑，Anti-TPO 436.4IU/ml↑；血常规、肝肾功能、自身免疫14项、血管炎2项未见异常。2月27头颅MRI示：①双侧小脑幕缘脑膜增厚，幕上脑表面血管增多，以右侧外侧裂池为著，考虑脑膜炎可能性大；②左侧额叶异常信号影，考虑为脑白质变性灶。3月6日脊髓增强MRI示：腰椎管内椎管扩大，脊髓、圆锥及马尾神经周围可见异常的强化影，性质多考虑为脊膜结核所致。治疗上予降颅压、营养神经、甲状腺素等，患者病情稍好转后，拟"慢性脑膜炎（非感染性）、桥本甲状腺炎"出院，3月底、4月无明显症状。5月初，再次出现头痛头晕，症状加重。某院复查头颅MRI仍提示"弥漫性脑膜炎病变，考虑结核性脑膜炎"。5月26日，在另一家医院再次复查头颅＋全脊髓增强MRI示：弥漫性脑膜炎病变，延髓、颈、胸、腰骶段脊髓多处可见脊膜虫噬样改变，以胸段为著，部分压迫脊髓。遂按结核性脑膜炎予四联抗结核治疗，病情未见好转。6月9日，送检脑脊液到广州某脑科医院查细胞学，报告发现明显异型细胞（图77-1，图77-2），考虑肿瘤细胞可能性大，请结合临床考虑。6月15日、6月18日连续两次脑脊液细胞学均发现明显异型细胞（图77-3，图77-4）。6月20日再次转回广州首诊医院，6月26日经神经外科会诊考虑肿瘤性病变可能性较大，7月6日行左侧额叶病灶立体定向活检术，病理回报：见少许脑组织及硬脑膜组织，请结合临床，必要时重新取材送检。经全院讨论后于7月21日行"T3~T8胸段椎管内病变切除＋硬膜扩大修补＋椎管减压术"，术后病理示：恶性肿瘤，符合小细胞性胶质母细胞瘤伴少突胶质细胞瘤成分及大脑胶质瘤病，WHO 4级。

【形态学检验图谱】

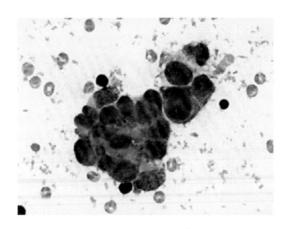

图 77-1　脑脊液中的异型细胞(瑞特 - 吉姆萨染色 ×400)

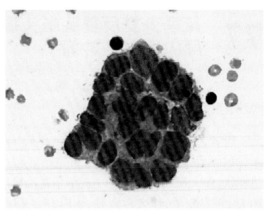

图 77-2　脑脊液中的异型细胞(瑞特 - 吉姆萨染色 ×400)

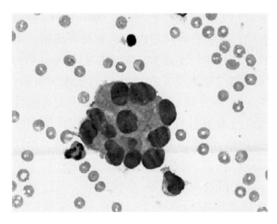

图 77-3　脑脊液中的异型细胞(瑞特 - 吉姆萨染色 ×400)

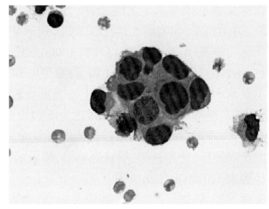

图 77-4　脑脊液中的异型细胞(瑞特 - 吉姆萨染色 ×400)

【分析与体会】

　　结核性脑膜炎与中枢神经系统肿瘤,特别是无明显占位效应的肿瘤,由于临床表现和影像检查缺乏特异性,容易相互误诊误治。此案例虽然最终明确了诊断,但其过程曲折,也延误了最佳的治疗时机。患者最终得以明确诊断,很大程度归功于脑脊液细胞学多次找到明显异型细胞,对临床的定性诊断起到了关键提示作用。

　　本病例曾多次送病理未找到癌细胞,而细胞学连续 3 次均报告发现明显异型细胞,显示了脑脊液细胞学在中枢神经系统肿瘤诊断上的独特优势。

【陈文明主任医师点评】

　　回顾本病例的诊断过程,临床在诊断上是有失误的。理由是患者整个病程并没有发热的中毒性表现,这一点不支持结核性脑膜炎;另外,脑脊液蛋白高白细胞数不多,出现了明显的细胞蛋白分离现象,葡萄糖正常,这些均不支持结核性脑膜炎。

相对而言,临床医生对影像学掌握程度和重视程度要比脑脊液细胞学好。当影像检查多次提示结核的可能性大,而细胞学报告发现明显异型细胞时,临床医生更多的还是选择相信影像学。本案例再次证明,脑脊液细胞学是中枢系统原发肿瘤或转移癌诊断的金标准,是其他检查所无法比拟的。当临床治疗效果不佳时,应及时做脑脊液细胞学检查以除外肿瘤可能。

(许绍强,邮箱:xushq2005@126.com)

78. 中性粒细胞没了,后怎么又来了？

【案例经过】

这是今天的第五份细胞学检查单,对着镜下的细胞,我在心里嘀咕:这个患者住院已经2个月了,前几次的脑脊液细胞学检查已经没有中性粒细胞了,为什么这次脑脊液细胞学中再次出现中性粒细胞呢？ 这时,主治医师匆匆赶来取检查单,正好问问他患者的情况,他着急地说:"昨晚出现头痛,颅压增高,发热,体温 38.5℃,细胞学结果如何？""可见较多的转化型淋巴细胞及少量的激活单核细胞,中性粒细胞占 8.0%。"(图 78-1,图 78-2)

2 周后,主治医师再次送来一份脑脊液细胞学标本,中性粒细胞找不到了,后来得知,患者因自行停用口服泼尼松后出现脑膜炎反复,经给予有效的激素治疗后病情得到有效控制。

【形态学检验图谱】

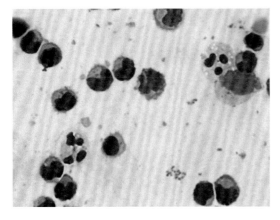

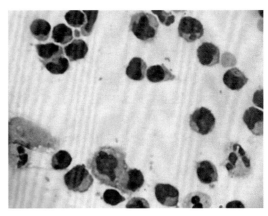

图 78-1 脑脊液中的中性粒细胞(瑞特 - 吉姆萨染色 ×1000)

图 78-2 脑脊液中的中性粒细胞(瑞特 - 吉姆萨染色 ×1000)

【分析与体会】

结核性脑膜炎在治疗好转中性粒细胞消失再次出现时考虑以下几种情况：①由于激素减量过快、抗结核力度不足等原因病情出现反复；②由于穿刺时有穿刺伤、血液进入蛛网膜下腔会带入中性粒细胞，此时除了中性粒细胞再次出现还可以看到红细胞；③由于结核分枝杆菌出现耐药、体质差以及激素滥用等原因结核性脑膜炎患者进入慢性期，脑脊液中会出现大量的中性粒细胞。此案例患者由于自行停用激素再次出现高颅压、头痛、发热等症状，细胞学反应也提示病情反复，将激素回加后脑膜炎则明显好转，细胞学反应中性粒细胞消失，证明好转，由此可见，细胞学检查对于结脑病情的评估非常重要。

【韩利军主任医师点评】

对于结核性脑膜炎患者，在抗结核治疗过程中，应动态行脑脊液细胞学检查，依据脑脊液细胞学的变化，调整治疗方案及评估患者的预后，尤其对于有病情突然变化的患者，脑脊液细胞学的检查可以从细胞免疫学的角度来判断病情变化原因进而更改治疗方案，以达到有效的治疗效果。

（秦桂香，邮箱：10464446@qq.com）

79. 脑膜炎剧烈头痛时应想到癌性脑膜炎的可能

【案例经过】

患者，男，50岁，2个月前出现头痛，为胀痛，性质较剧烈，伴恶心、呕吐，呕吐物为胃内容物，非喷射状，无发热，无抽搐，无肢体活动障碍及意识障碍，就诊于多家医院未明确诊断，患者头痛不缓解，且逐渐加重，就诊于某医院神经科，经腰穿及肺部 CT 检查考虑肺结核、结核性脑膜炎转入某传染病院。肺部 CT：左肺上叶见大小 2.1cm×2.2cm 高密度影，边缘不光滑，与胸膜界限不清，可见裂隙样空洞形成，周围见结节样高密度影，左肺上叶见密度减低区，左肺舌段、下叶见条片状高密度影，左肺门、主动脉弓、隆突下、见多发肿大淋巴结影，诊断意见：左肺上叶感染性病变，考虑结核可能性大，伴左肺门、纵隔内多发肿大淋巴结，左肺炎症及肺大疱。头部磁共振：双侧放射冠见点片状长 T2 信号影，T2-FLAIR 序列大部分呈高信号，影像诊断：多发性腔隙性脑梗死及脑缺血灶。入院后腰穿检查：颅压 175.0mmH$_2$O，脑脊液：细胞数计数 48.0×10^6/L，分叶核细胞占 22.9%，单核细胞占 77.1%，蛋白质 0.8g/L，葡萄糖 1.1mmol/L，氯化物 116.0mmol/L。脑脊液细胞学检查中发现异型细胞（图 79-1，图 79-2），考虑为癌性脑膜炎，行 PET-CT 检查寻找原发灶，结果回报：①左肺上叶胸膜下高代谢结节，考虑周围型肺癌，伴左肺上叶、舌叶癌性淋巴管炎；②双侧锁骨上、左侧肺门及纵隔、胃贲门旁多发淋巴结转移癌，左侧顶枕叶及小脑蚓部多发高代谢结节，考虑脑转移癌。

【形态学检验图谱】

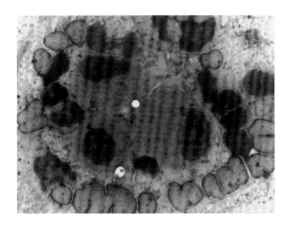

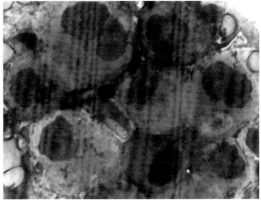

图 79-1　脑脊液中肿瘤细胞（MGG 染色 ×1000）　　图 79-2　脑脊液中肿瘤细胞（MGG 染色 ×1000）

【分析与体会】

　　对于肺结核好发部位的非孤立性病灶，常难以从影像学资料检查明确肺结核与肺癌，本病例头部磁共振检查也没有发现肿瘤迹象，部分资料表明约 30% 的肺癌患者可以有中枢神经系统转移，甚至肺部还没有明显占位就已经转移到颅内，以脑膜刺激征起病，其误诊为结核性脑膜炎的几率非常高，肺癌发生脑膜转移后多以剧烈头痛、呕吐为首发症状，脑脊液细胞学检查中见癌细胞是诊断脑膜癌的金标准，癌细胞常成簇或孤立存于脑脊液中，胞体较大，胞质嗜碱性，胞核大而不规则，可见明显的核仁。

　　此患者如不经脑脊液细胞学检查则难以发现异型细胞，肺部、头部影像学检查及脑脊液常规检查是无法取代细胞学检查的，就是因为以前未作细胞学检查才误诊为肺结核和结核性脑膜炎，与真正的诊断相距甚远。

【韩利军主任医师点评】

　　对于部分脑膜炎患者，如临床症状表现为剧烈头痛，呕吐，无发热，出现细胞蛋白分离等现象应想到癌性脑膜炎的可能，尽早行脑脊液细胞学检查，如发现异型细胞，应积极寻找肿瘤原发灶，对于细胞数很少的患者有时需要反复多次腰穿检查才能发现肿瘤细胞。

（秦桂香，邮箱：10464446@qq.com）

80. 试管婴儿，不是想做就能做的

【案例经过】

　　刚接班，护士匆匆跑来，边跑边说："李医生，新入一个昏迷的患者，麻烦您过去接诊。"进入病房,刚要查体,家属说:"我老婆妊娠 4 个月,大夫您快看看怎么就昏迷不醒了呢?""妊娠?是自然受孕还是试管婴儿?""试管婴儿啊,这已经是第 2 次了,近 1 个月总是头疼,呕吐,发热,我们就以为是早孕反应呢,突然就不省人事了?"

在家属的签字同意情况下尽快行腰穿等相关检查,影像学提示双肺血行播散型肺结核、脑膜炎。脑脊液细胞学表现为以中性粒细胞为主的混合型细胞学反应(图 80-1,图 80-2),考虑为结核性脑膜炎早期改变,改良抗酸染色阳性(图 80-3),结核性脑膜炎确诊了,马上给予抗结核治疗。

【形态学检验图谱】

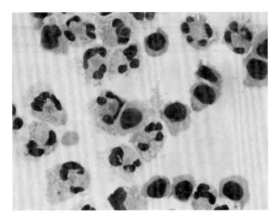

图 80-1 脑脊液中的中性粒细胞(MGG 染色 × 1000)

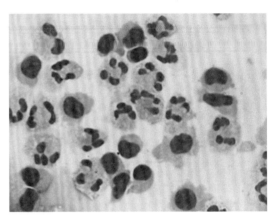

图 80-2 脑脊液中的中性粒细胞(MGG 染色 × 1000)

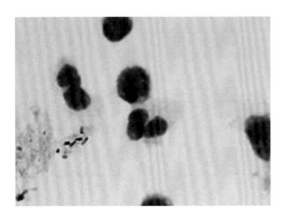

图 80-3 抗酸杆菌阳性 (改良抗酸染色 ×1000)

【分析与体会】

女性不孕的原因部分是由于输卵管阻塞。因输卵管结核多无明显症状,盆腔检查大致正常,病理检出率较低,致使患者不能及时就诊和治疗,误诊和漏诊情况常见,病情不严重者病灶会自然局限,结核呈非活动状态。文献报道,输卵管结核是导致输卵管阻塞的主要原因,可高达 63.6%[1]。体外受精 - 胚胎移植(IVF-ET)又称"试管婴儿",多为女性不孕者希望妊娠的首选方法,如妊娠妇女既往有结核性输卵管阻塞,可能还同时合并其他生殖器结核,特别是子宫内膜结核。"试管婴儿"备孕和妊娠时,会由于药物应用、免疫水平或激素调节等原因使结核活动性增强,通过血行播散到颅内,由于结核性脑膜炎早期临床表现和妊娠反应类似,妊娠后怕理化和影像学检查对胎儿产生影响,故检查延迟,常导致患者入院时病情危重。

"试管婴儿"可不是想做就做的,做之前一定要先排除结核性输卵管阻塞和盆腔结核,否则造成严重后果后悔可就来不及了。

【韩利军主任医师点评】

IVF-ET前必须进行结核分枝杆菌感染的筛查。对于有明确结核病史,一定要进行评估是否存在活动性结核病,活动性结核病应避免进行 IVF-ET。对于存在结核分枝杆菌感染或可疑感染引起输卵管阻塞的患者,如不能除外输卵管结核,是否应抗结核治疗后再行 IVF-ET,这方面应引起临床医生的足够重视。

参考文献

［1］周伟生,张文宙,蔡欣.输卵管阻塞病因病理学研究进展.中国妇科与产科杂志,2010,26(5):398-400.

（秦桂香,邮箱:10464446@qq.com）

云龙三感

——形态学系列专著后记

今天,徐州下起了大雪:雪纷飞、白茫茫,具有几分诗意,又让这个世界多了几分宁静。昨天我刚刚把《临床微生物检验图谱与案例》、《临床血液检验图谱与案例》和《临床体液检验图谱与案例》三本图谱专著的书稿交给人民卫生出版社。近日来,一直想着要给这三本形态学专著写个后记,说一说这背后的故事,以及我本人从南京转战徐州的感悟。雪夜的神秘引起我无限的遐想,思绪如千丝万缕般,深深浅浅……

我写材料或讲话,常常喜欢讲三点。例如用《论文三境》总结学术论文写作与发表的经验;徐州医学院2015级医学技术学院本科生毕业典礼上,我的讲话题目为《离别三故事与三期望》。有朋友戏称:顾老师和"三"杠上了!今天写这个后记,我还是用"三"来总结,这个后记就不妨取名为《云龙三感》。肯定会有不少读者会问:为什么用"云龙"二字呢?世人皆知杭州西湖之美,然鲜有人知徐州有个景色不逊于西湖、面积还略大的云龙湖。更让我喜欢的是,云龙湖的人流量远低于西湖,多了几分宁静,可以更舒适地去欣赏大自然的美,亦可以让浮躁的心得以沉静下来思考,"非淡泊无以明志,非宁静无以致远"!更妙哉的是,云龙湖边还有一座云龙山,让云龙湖又多了几分仙气;登上云龙山,还可以俯瞰云龙湖的全景。2015年,我用"云龙"二字来命名我在云龙湖畔举办的会议:"第一届云龙微生物与感染论坛",会场爆满、课程精彩、讨论激烈,大家甚至不愿意去吃晚饭而留在会场继续交流,现场气氛之热烈令参会人员印象深刻!今天,我再次启用"云龙"二字,来命名形态学系列专著的后记:云龙三感。期待本书的出版,能为我国形态学检验事业的发展作出贡献!

云龙三感之第一感:感叹!2011年底至2012年初,我在美国加州大学洛杉矶分校临床微生物科学习,感叹自己如"井底之蛙",美国临床微生物实验室在人员、场地、设备、技术和管理等方面领先中国至少20年。一个520张床的医院,临床微生物室每天的寄生虫检验标本量达80至90份,阳性率约10%;而中国临床微生物室每个月的寄生虫检验的标本又能有几例?太多的检验科由于种种原因几乎放弃了寄生虫检验项目。这其中的差别,折射出来的是我国对形态学检验工作的漠视!在一切以"效益"为目标的管理模式中,并不"挣钱"的临床微生物及形态学检验学科的发展举步维艰,但这些学科发展的意义及临床价值毋庸置疑!今天在检验科工作的年轻人,还有几人认得寄生虫?我国形态学检验专家的匮乏,已严重影响到很多临床疾病的诊治。一个声音在心中呼喊:中国形态学检验行业的发展将何去何从?作为一名检验工作者,我深深感受到这种行业发展的责任感与使命感所带来的压力!我觉得热血沸腾,必须要为这个行业做一点事情,积极行动起来!因此,我想到要编写一套形态学检验图谱专著,去帮助检验科的年轻人迅速掌握形态学检验图谱的基本知识,更重要的是,理论联系实际,要将图谱运用到临床疾病的诊疗中去。说干就干,2014年2月15日,我们在南京召开了编写启动会,同步在丁香园发帖招募编写人员。历时两年,我们一直坚持,直到交稿! 后面我们还准备继续编写一套形态学检验图谱的习题集,帮助大家进行日常的学习。

第二感:感动! 很有缘的是,本书的编写过程中,我个人在事业上有一次重要的变动:2015年3月底离开南京医科大学第一附属医院,离开了学习、工作和生活17年的城市南京,以学科带头人引进到徐州医科大学医学技术学院及附院检验科工作。从南京转战徐州工作半年多以来,我收获了很多感动,毕生珍惜。3月31日,我从"南京南"踏上赴"徐州东"的高铁前,感慨万千,发了一条微信:挥泪别南京。短短的一小时左右,这条微信收获88个赞,200多条评论,很是感动。到徐州后在多次的学术会议上,碰到了很多的国内知名的专家和朋友,都纷纷表示:有什么需要支持的,尽管跟我讲! 有这样一帮朋友在背后支持我,我还担心什么? 正是这样的感动与支持,支撑着我后来在徐州的努力与拼搏,勇往直前! 很多人会问我:为什么选择到徐州? 我说原因很简单:为了梦想! 在这里,我送上一首我写的小诗《梦想》给各位读者:梦想一定要有的,万一实现了呢!

梦　　想

既然选择了,就别怨土壤的贫瘠

既然选择了,就别怨难熬的孤寂

在夹缝中生存,在逆境中成长

历严寒,抗酷暑

平坦中有风景陪衬

险境中未必没有美丽

一丝机会,十分努力

坚持不懈,永不言弃

一分耕耘,一分收获

人生有甘美就有苦酸

你的梦想,终究会为那苦凉点缀一抹艳丽!

来到徐州后,感动依然继续。我深深感受到学校和附院领导对人才的爱惜、尊重与支持。很多次向领导们汇报工作,他们都语重心长地关心我,意气风发地鼓励我,无所保留地支持我,交流结束后他们甚至都送我到办公室门口,细微之处,感动不已! 正是这样的感动,虽然来到徐医时间不长,但我已深深爱上徐医,每天,我都会打开徐医和附属医院的网站好几次,了解学校和附院发展的最新动态。我坚信,在这样一个舞台上,我一定能实现自己的学术梦想!

第三感:感恩! 首先,特别要感恩我的伯乐——马萍教授。"千里马常有,而伯乐不常有。"感恩马萍教授对我的赏识、引荐、关心与支持,没有她,我就没有平台去实施我的很多想法,就无法实现我的学术梦想。这份知遇之恩,激励着我不断前行! 其次,要感恩南京医科大学第一附属医院检验科的老师及同事们,是母校及附院培养了我。在那里,我从一个临床医学专业的本科生,一步一步地开始接触与了解检验行业,读硕士读博士,进行科学研究,写书写论文。特别要感谢我的两位导师:南京医科大学第一附属医院检验科前任学科带头人童明庆教授和现任学科带头人潘世扬教授。从两位导师的身上,我学到了如何做人、如何做事、如何做学问、如何进行学术交流⋯⋯。可以这么说,南京医科大学第一附属医院检验科的老师们见证了我一步步的成长。最后,要感恩几个开放的学术平台:李天天站长创建的丁香园、汪道远社长领衔的 AME 期刊出版社和胡必杰教授领航的上海国际医院感染控制论坛(SIFIC),通过这些开放的平台,我认识了一批又一批志同道合的好朋友、好兄弟,我们常态交流、互相鼓励、共同合作、不断前行!

常怀一颗感恩之心,我们将更深刻地体会到生活的美好,我们将更勇敢地面对各种挑战!当然,感恩的最好方式,还是要不断努力,用行动和成绩来报答!在这里,我给各位读者送上我的小诗《在路上》,只有努力与行动,才能将我们的梦想变成现实!

在 路 上

早起的鸟儿有食吃

寻梦的人在路上

心中有梦想

脚下有行动

征程途中

有苦涩

有荆棘

有失败

有孤寂

但奋斗之心不曾迁移

前行路上

有号角

有战鼓

有成功

有期许

但前行脚步不曾停驻

在路上……

将梦想变为现实,需要我们不断前行与拼搏,努力至关重要!从南京转战徐州,我的体会是:在人生的重要节点或某些关键时刻,选择要比努力来得更加重要!选择需要眼光、需要勇气、需要魄力,还需要懂得放弃,这一切一切,太难太难,身在其中的人,需要用心去体会。退一步海阔天空,懂得放弃,方能有所收获。"舍得"——有舍才有得。

收笔之际,请允许介绍我们的学科:徐州医科大学及附属医院的检验团队是一支正在发展和腾飞中的"潜力股",我们有梦想、我们有行动、我们精诚团结、我们求贤若渴!对于优秀的博士,我们还有充足的让你事业起飞的科研启动经费,以及让你可以付一套房首付的安家费,在徐州安居乐业!我在徐医等你(有意应征者请将简历发到我的邮箱:gb20031129@163.com),你在哪里?

顾 兵

2016 年 1 月 31 日深夜